Maren Kujath

Optimal ernährt vor und in der Schwangerschaft

Die Fruchtbarkeit erhöhen, Risiken minimieren und die Gesundheit meines Babys fördern

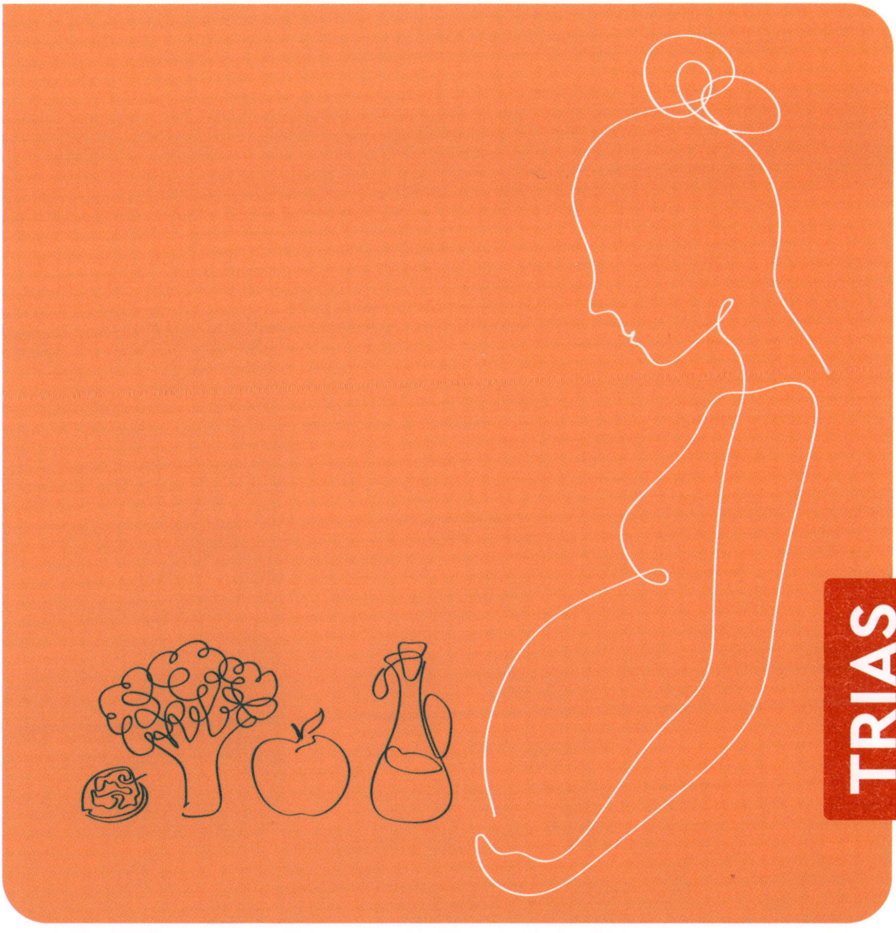

TRIAS

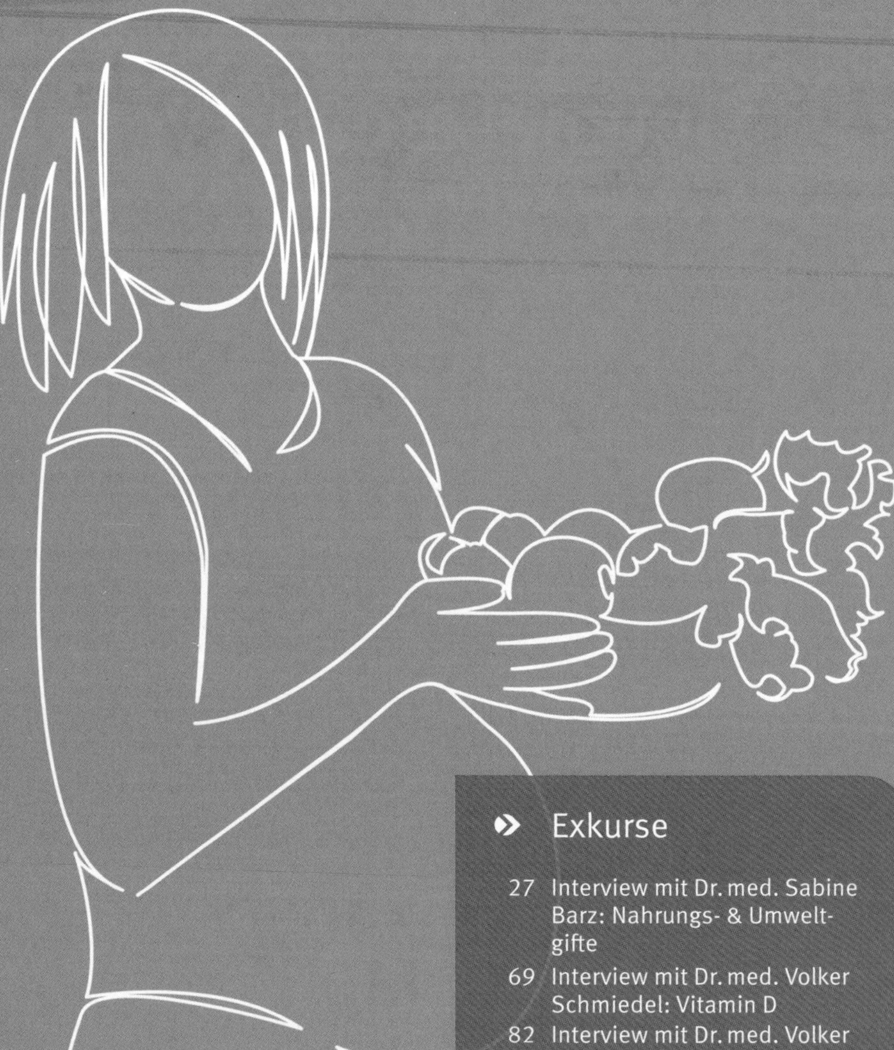

Exkurse

Kujath

Optimal ernährt vor und in der Schwangerschaft

Für Johann

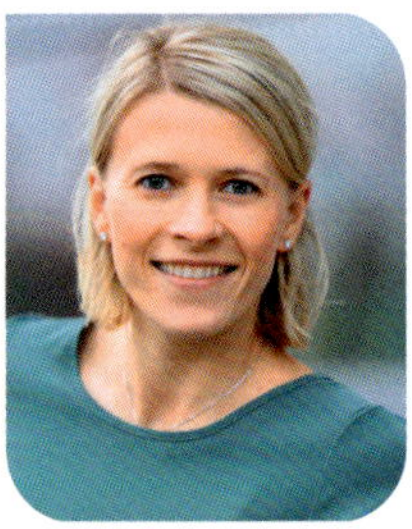

Bei **Maren Kujath** dreht sich alles um das Thema Ernährung. Durch ihre Studiengänge der Sportwissenschaften an der Deutschen Sporthochschule in Köln und an der Christian-Albrechts-Universität zu Kiel sowie durch ihre Arbeit in der Gesundheitsprävention lernte sie, dass Ernährung ein wichtiger Baustein des Gesundseins ist. Mit ihrer Ausbildung zum Food Coach vertiefte sie dieses Wissen. Als bei ihr das Thema Familienplanung anstand, rückte die gezielte Ernährung vor und während der Schwangerschaft in den Vordergrund. Sie lebt mit ihrem kleinen Sohn und ihrem Mann in Hamburg.

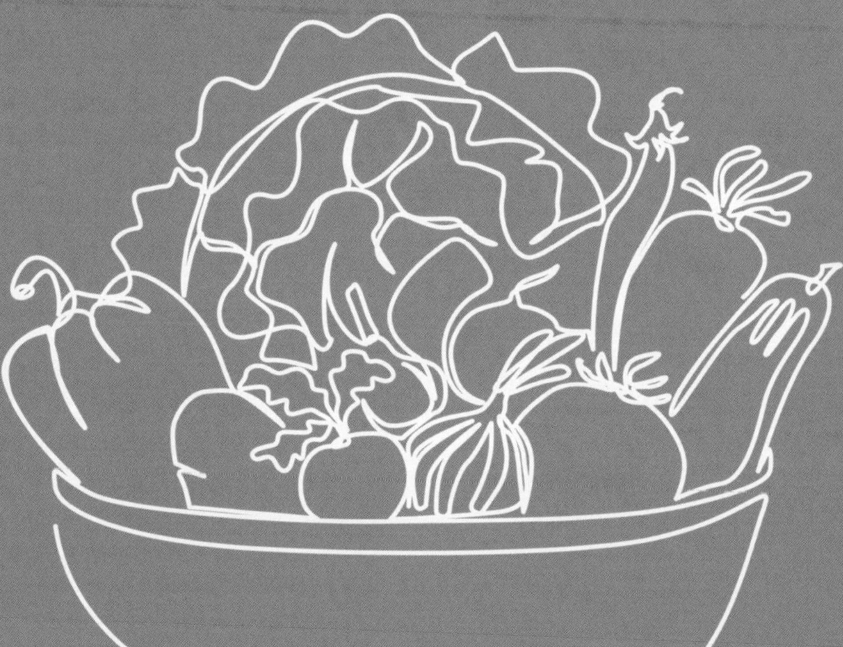

Über mich und dieses Buch

Für mich als Sportwissenschaftlerin und Food Coach spielt das Thema Ernährung bei meiner täglichen Arbeit im Gesundheitsmanagement schon lange eine wichtige Rolle. Mein besonderes Interesse für Ernährung resultierte aber nicht zuletzt daraus, dass ich auch endlich die Ursachen meiner eigenen Beschwerden finden und diese bekämpfen wollte. Schon während meines Studiums der Sportwissenschaften litt ich unter Verdauungsbeschwerden, die mit der Zeit immer stärker wurden. Hinzu kamen anhaltende Müdigkeit, Hautprobleme und regelmäßige Erkältungen. Woran konnte das liegen? Ich war doch Anfang 20, trieb so gut wie jeden Tag Sport, hatte keinerlei Vorerkrankungen und war meines Erachtens überaus fit.

Nach diversen Besuchen bei Ärzt*innen wurde eine Laktoseintoleranz festgestellt. Obwohl ich auf die üblichen und viel teureren laktosefreien Produkte umstieg, verbesserte sich mein Zustand nicht. Ein weiteres Jahr später machte mich ein neuer Hausarzt darauf aufmerksam, dass ich auch Milcheiweiß nicht vertrage, das ja leider auch in den von mir weiterhin konsumierten laktosefreien Produkten enthalten ist. Als ich schließlich auf alle tierischen Milchprodukte verzichtete, ging es mir zunehmend besser. Was allerdings blieb, waren häufige Infekte und Tagesmüdigkeit.

2019 begann ich an der Deutschen Trainer Akademie in Köln eine Ausbildung zum Food Coach und stellte Ende des gleichen Jahres meine Ernährung gänzlich um. Ich erhöhte gezielt den Ballaststoffanteil meiner Nahrung, aß also täglich deutlich mehr Gemüse, Salate, Obst, Nüsse, Kerne und Samen als bisher, reduzierte den Getreideanteil und verzichtete auf glutenhaltiges Getreide, tierische Milchprodukte, Fertigprodukte und bestimmte Fette. Zudem ergänzte ich täglich einige Vitalstoffe. Ich kaufte hauptsächlich Zutaten aus biodynamischer Landwirtschaft und kochte mindestens 3- bis 4-mal pro Woche frisch. Das Ergebnis begeisterte mich, denn schon nach ein paar Wochen ging es deutlich bergauf! Bis heute – und damit schon seit über 3 Jahren – war ich nicht mehr erkältet oder gesundheitlich angeschlagen. Meinen Arbeitsalltag kann ich ohne anhaltende Müdigkeit bewältigen und Motivation und Kraft für regelmäßige Sport- und Bewegungseinheiten sind ebenfalls da. Heute fühle ich mich leistungsfähiger und wohler denn je. Diese positiven Erfahrungen und mein Wissen wollte ich mit anderen Menschen teilen und begann Ende 2020 mit meinem Instagram-Account »wissen_ueber_essen«.

Als mein Mann und ich nach unserer Hochzeit 2020 Nachwuchs planten, fokussierte ich mich auf die Ernährung vor und während der Schwangerschaft. Ich stellte fest, dass es viele unterschiedliche Empfehlungen und Leitlinien sowie Rezeptbücher für Schwangere gibt. Diese sind zwar hilfreich für das Nachkochen gesunder Gerichte, jedoch wird darin kein grundlegendes Wissen über eine gesundheitsfördernde Ernährungsweise vor und während der Schwangerschaft vermittelt. Bei meinen Recherchen in Datenbanken und Fachzeitschriften faszinierte mich besonders die Erkenntnis, dass bestimmte Nährstoffe nicht nur die Fruchtbarkeit von Mann und Frau, den Schwangerschaftsverlauf und sogar die Geburt beeinflussen können, sie bestimmen auch die spätere Entwicklung des Kindes schon während der Schwangerschaft mit. Auch die Möglichkeiten des Mannes, die Fruchtbarkeit zu verbessern und zur Erfüllung des Kinderwunsches beizutragen, sind größer als gedacht. Davon ist in offiziellen Ernährungsleitlinien für Schwangere allerdings kaum die Rede. Offizielle Empfehlungen für Paare mit Kinderwunsch hinsichtlich ihrer Ernährung gibt es dagegen gar nicht. Dies muss also die Aufgabe der Gynäkolog*innen sein. Doch leider blieben auch von Seiten meiner gynäkologischen Praxis die Ernährungs- und Lifestyle-Empfehlungen aus, nachdem ich dort meinen Kinderwunsch geäußert hatte. Immerhin wurde mir Folsäure verschrieben, die ich vorab einnehmen sollte. Während der Schwangerschaft gab es dann lediglich den Hinweis, dass ich spätestens jetzt 2-mal pro Woche fettigen Fisch essen sollte.

Ich war enttäuscht über die fehlende Aufklärung. Denn je mehr aktuelle Berichte und Studien ich bei meinen Nachforschungen entdeckte, desto klarer wurde mir, welchen erheblichen Einfluss die Epigenetik und dabei insbesondere der Faktor Ernährung auf Fruchtbarkeit, Schwangerschaftsverlauf und Wohlbefinden von Mutter und Kind hat. Mir wurde mehr und mehr bewusst, wie hoch der Beratungsbedarf für Paare mit Kinderwunsch und für werdende Eltern offenbar ist. Dabei erschien mir besonders brisant, dass immer mehr Paare ungewollt kinderlos bleiben und auch die Rate der Fehlgeburten stetig ansteigt. Zudem beeinflussen zahlreiche Nahrungs- und Umweltgifte unsere Fortpflanzung. Hinzu kommen eine ungesunde Lebensweise und beruflicher oder privater Dauerstress. Diesen negativen Einflüssen können wir uns jedoch mit dem nötigen Wissen und Willen widersetzen.

All die neu gewonnenen Erkenntnisse und Erfahrungen während meiner eigenen Kinderwunsch- und Schwangerschaftszeit möchte ich nun endlich mit dir teilen. Für die Optimierung der Kinderwunschphase und einen gesunden Schwangerschaftsverlauf richtet sich dieses Buch in erster Linie an werdende Eltern und an Frauen und Männer mit bestehendem Kinderwunsch. Darüber hinaus möchte ich ebenso beratende Stellen im Fachbereich Ernährung sowie Hebammen und Gynäkolog*innen mit diesem Buch ansprechen.

Die Befruchtung und die Schwangerschaft bilden das Fundament für gesundes neues Leben. Allein die werdenden Eltern haben es in der Hand, ihren Nachkommen einen optimalen Start in ein beschwerdefreies, langes Leben zu ermöglichen. Organanlagen, das fetale Wachstum und das Immunsystem des Babys werden nur gut funktionieren, wenn der Fötus die dafür nötigen Nährstoffe und möglichst wenig Nahrungs- und Umweltgifte erhält. Die Ernährung der Eltern entscheidet über die Gesundheit und das Wohlbefinden des Kindes.

Viel Freude beim Lesen,
Maren

Hamburg im Frühjahr 2023

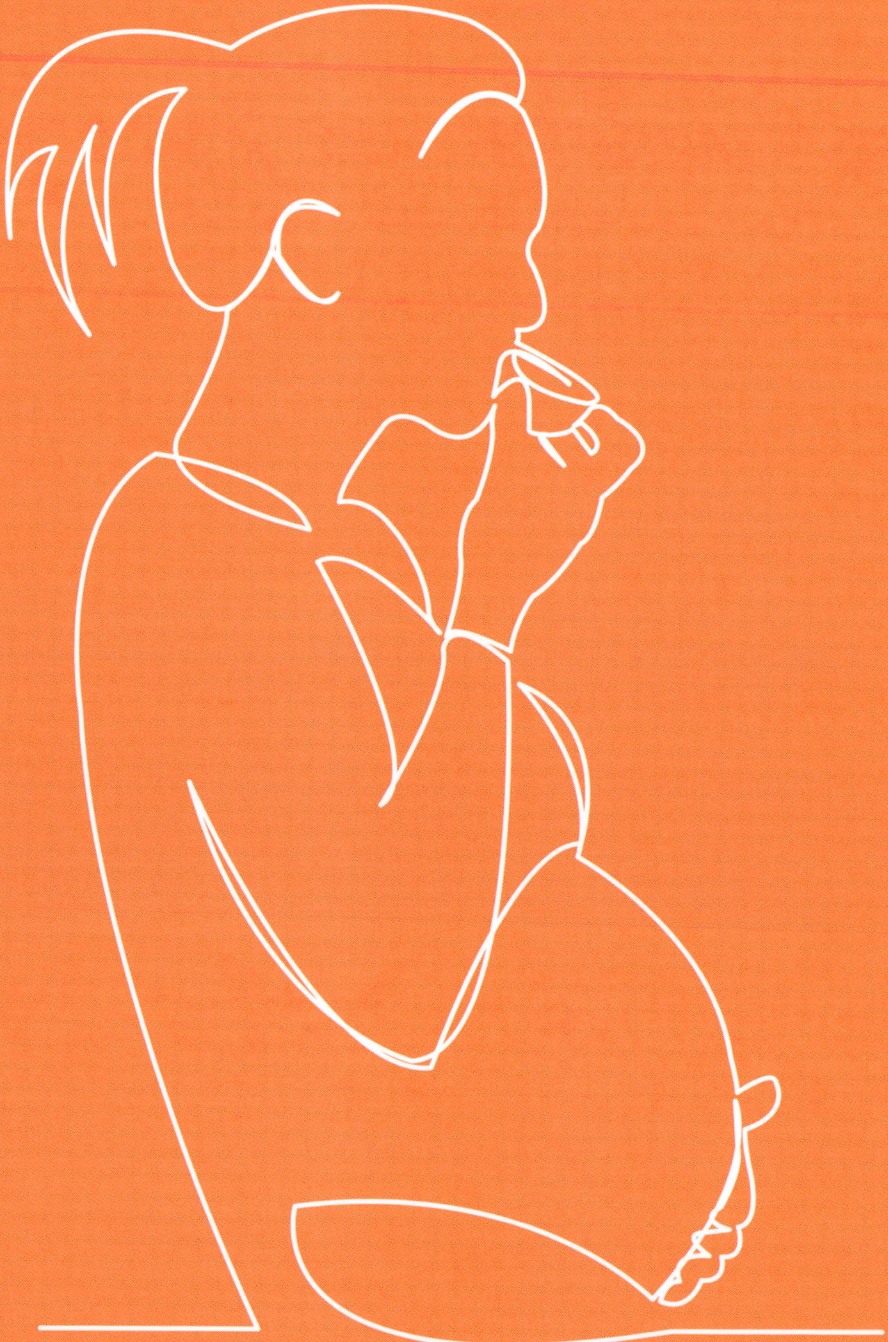

Die Grundlagen einer gesunden Ernährung

Um optimal vor und während der Schwangerschaft versorgt zu sein, gibt es ein paar grundlegende Dinge, die du bei deiner Ernährung beachten solltest.

Die gesunde Basis

Entzündungshemmende Nahrung und Entgiftung bilden die Basis einer gesunden Ernährung vor und während der Schwangerschaft.

Wenn wir über eine antientzündliche Ernährung sprechen, sollten wir uns zunächst bewusst machen, dass jede Entzündung eine Immunreaktion des Körpers hervorruft und das natürliche Abwehrsystem des Menschen gegen eindringende und schädigende Stoffe oder Krankheitserreger aktiviert. Vereinzelt stellen Entzündungen für den menschlichen Körper grundsätzlich kein Problem dar, wenn wir über die dafür nötigen Abwehr- und Reparaturmechanismen verfügen. Dafür benötigen unsere Körperzellen einerseits täglich zahlreiche Nährstoffe, um ihre jeweilige Funktion im Körper ausführen zu können. Andererseits sollten wir sie möglichst wenigen Nahrungs- und Umweltgiften aussetzen, die Entzündungen fördern und die Zellen schädigen. Denn wenn zu viele Entzündungen im Körper entstehen, sind die Abwehr- und Reparatursysteme schnell überlastet, das Immunsystem gerät in Dauerstress, sämtliche körperliche Prozesse funktionieren nur noch eingeschränkt und Krankheiten sind vorprogrammiert. Besonders für die Zeit vor und während der Schwangerschaft wünschen wir uns jedoch, dass alle Vorgänge im Körper optimal verlaufen, von der Befruchtung der Eizelle über das Wachstum des Ungeborenen bis hin zur Entwicklung des Säuglings. Dafür benötigen wir eine gesunde, antientzündliche Basis, die uns eine überwiegend pflanzliche Ernährung bietet.

Der Säure-Basen-Haushalt

Neben ihrer entzündungshemmenden Wirkung verbessern alle Obst- und Gemüsesorten sowie frische Salate und Kräuter auch unser Säure-Basen-Verhältnis im Körper und halten somit den pH-Wert unseres Blutes im natürlicherweise basischen Bereich. Dieser liegt bei 7,36 bis 7,44 pH und wird von unseren

Organen jederzeit perfekt reguliert. Regelmäßig reichlich basische Kost aufzunehmen, stärkt die Abwehrkräfte, entlastet und vitalisiert den Körper, wirkt sich positiv auf unser Gewicht aus und wirkt Bindegewebsschwächen entgegen. Eine Ernährung mit zu wenig Obst, Gemüse, Salaten und Kräutern sowie mit zu vielen säurebildenden Nahrungsmitteln wie Fleisch, Getreide, Milchprodukten, industriell verarbeiteten Produkten oder Süßwaren führt hingegen zu einer Übersäuerung im Blut. Auch die allermeisten Hülsenfrüchte sind säurebildend. Symptome eines langfristig übersäuerten Organismus können neben gesteigerter Infektanfälligkeit auch dauerhafte Ermüdung, Kopfschmerzen, Arthrose oder Knochenschwund sowie ein permanentes Völlegefühl sein.

Eine chronische Übersäuerung sorgt wiederum für Entzündungsprozesse in den Zellen und kann der Grund für das Ausbleiben einer Befruchtung sein. Beim Mann sinkt die Spermienqualität, bei der Frau kann beispielsweise ein angegriffenes Scheidenmilieu durch einen veränderten pH-Wert die Überlebensdauer der Spermien verkürzen.

Während der Schwangerschaft kann eine Übersäuerung zahlreiche Beschwerden der Mutter hervorrufen oder verstärken. Darunter fallen zum Beispiel Sodbrennen, Erschöpfung oder depressive Verstimmungen, Muskel- und Gelenkbeschwerden sowie Kopfschmerzen.

Weitere Entzündungsauslöser

Doch das Übermaß an säurebildenden Lebensmitteln ist bei unserer heutigen westlichen Ernährung nicht das einzige Problem. Zahlreiche weitere Einflüsse aus Nahrung und Umwelt führen zu Entzündungsprozessen in den Zellen, beeinträchtigen ihre Funktionen oder sorgen sogar für ihr Absterben. Neben Industriezucker sind dies beispielsweise Zusatz- und Konservierungsstoffe, Mikroplastik, Kunststoffe, Schwermetalle, Pestizide, Bakterien oder Krankheitserreger, die mit der Nahrung in den Körper gelangen.

Viele Menschen führen ihrem Körper täglich (auch unbewusst) jede Menge solcher entzündungsfördernden und giftig wirkenden Stoffe zu. Die Gegenregulation durch das überlastete Immunsystem funktioniert nicht mehr reibungslos, weil zu viele »Baustellen« im Körper existieren. Diese hohe Entzündungslast in den Zellen schränkt nicht nur die Fruchtbarkeit enorm ein. Das Wachstum des Ungeborenen kann durch eine permanent entzündungsfördernde Stoffwechsellage stark beeinträchtigt und sogar unterbrochen werden, was zu Wachstumsverzögerungen oder sogar Fehlgeburten führen kann. Darüber hinaus wirken entzündungsfördernde Nahrungsmittelbestandteile verstärkt auf den Hormonhaushalt, der während der Schwangerschaft ohnehin schon bei vielen Frauen aus der Balance gerät.

Schon gewusst?

Eine Studie der Universität Boston ergab eine verminderte Fruchtbarkeit von bis zu 33 Prozent bei Männern und 25 Prozent bei Frauen durch den täglichen Konsum von nur einer gesüßten Limonade. Beim Konsum von Energy Drinks verringerte sich die Fruchtbarkeit sogar noch deutlicher. Auch für gesüßte Fruchtsäfte und Light-Getränke bestand ein geringer Zusammenhang mit verminderter Fruchtbarkeit.
Eine englische Beobachtungsstudie mit fast 9000 Mutter-Kind-Paaren ergab einen Zusammenhang zwischen Zuckerkonsum der Mutter und allergischen Krankheiten beim Nachwuchs. Als Ursache dessen wird der Fructoseanteil des Zuckers vermutet, der den Wert des C-reaktiven Proteins (CRP) im Blut erhöht. Hohe CRP-Werte der Mütter deuten auf vermehrte Entzündungen im Körper hin, welche laut neuesten Hinweisen zu Veränderungen im sich entwickelnden Gehirn des Kindes führen. So wiesen Neugeborene von Müttern mit erhöhten Entzündungsparametern während der Schwangerschaft Veränderungen im Gehirn auf, die insgesamt mit einem höheren Risiko für psychiatrische Erkrankungen, begleitet von einer eingeschränkten Impulskontrolle der Kinder, einhergingen.

Welche Bestandteile unserer Nahrungsmittel die Fruchtbarkeit und den Schwangerschaftsverlauf besonders negativ beeinflussen können, wie du sie umgehen und wie du deinen Körper vor einer Schwangerschaft gezielt entgiften kannst, zeigt dir dieses erste Kapitel.

Dem Industriezucker den Kampf ansagen

Die Deutsche Gesellschaft für Ernährung (DGE) empfiehlt, maximal 10 Prozent der zugeführten täglichen Energie in Form von freiem Zucker aufzunehmen. Dies sind bei täglichen 2000 kcal etwa 50 g reiner Zucker. Allein mit einem 150-g-Becher klassischem Fruchtjoghurt erreicht man fast die Hälfte dieses empfohlenen Tagesmaximums.

Für die Schwangerschaft rät die DGE zumindest, Süßigkeiten und gesüßte Getränke sparsam zu konsumieren. Doch wie viel freier Zucker täglich ist noch im gesunden Bereich? Die einfache Antwort liefern uns unsere Vorfahren aus der Steinzeit: Die Jäger*innen und Sammler*innen konsumierten hauptsächlich natürlichen Zucker aus Früchten und Gemüse sowie sehr selten Honig. Wenn wir uns im Vergleich dazu unseren heutigen täglichen Konsum von freiem Zucker vor Augen führen, der zu massenhaft auftretendem Übergewicht und Zivilisationserkrankungen wie Diabetes Typ 2 geführt hat, sollten wir den freien Zucker grundsätzlich in jeder Lebensphase so stark wie möglich reduzieren. Dies gilt besonders für die Zeit des Kinderwunsches und der Schwangerschaft.

Glucose und Fructose

Haushaltszucker, also weißer, raffinierter Zucker, besteht zur Hälfte aus Glucose und zur anderen Hälfte aus Fructose. Gegenüber der Glucose, die unseren Körperzellen zur Energieproduktion dient, wird Fructose direkt zur Leber geschickt und dort in Fett umgewandelt, denn Fett können wir im Gegensatz zu Fructose speichern. Bei zu großen Fructosemengen legen wir uns also rasch zusätzliches »Hüftgold« an, das sich im Bauchraum und an den Organen sammelt. Zugesetzter Industriezucker oder das häufig verwendete Glucose-Fructose-Gemisch finden wir inzwischen in zahlreichen industriell hergestellten Produkten wie Müsliriegeln, Brotaufstrichen oder Fertigback- und Süßwaren. Mittlerweile sind 80 Prozent der Produkte mit Fructose-Glucose-Gemischen angereichert. Die Folgen können bei langfristiger Zufuhr Fettleber, erhöhte Harnsäurespiegel (was zu Gicht führen kann) oder Diabetes Typ 2 sein. All diese Vorerkrankungen wirken sich negativ auf die Befruchtung und den Schwangerschaftsverlauf aus. Fructose reagiert außerdem besonders schnell mit Proteinen und es entstehen sogenannte Advanced Glycation Endproducts (AGEs), die sämtliche Funktionen im Körper negativ beeinflussen. Unter anderem kann es zur Versteifung von Blutgefäßen kommen, die Bluthochdruck begünstigt und das Risiko für Präeklampsie bei Schwangeren erhöht. Letztere geht mit Blutdrucksteigerungen von über 140/90 mmHg (Millimeter-Quecksilbersäule) als Dauerwert und mit sehr hohen Eiweißausscheidungen im Urin einher, meist in der 2. Schwangerschaftshälfte.

Ich werde häufig gefragt, ob auch der Obstkonsum aufgrund der enthaltenen Fructose eingeschränkt werden sollte. Der natürliche Fruchtzucker aus Obst kann bis zu einer täglichen Menge von etwa 15 g sehr gut von der Leber verarbeitet werden. Viele Obstsorten wie Bananen, Pflaumen oder Mandarinen enthalten einen höheren Glucose- als Fructoseanteil. Dies ist günstig, weil Glucose die Aufnahmefähigkeit von Fructose im Körper verbessert. Zudem enthält Obst Ballaststoffe, die die Darmtätigkeit anregen, es besteht zu großen Teilen aus Wasser und versorgt dich mit reichlich Vitaminen, Mineralstoffen, Spurenelementen und Pflanzenstoffen, für die du in der Zeit vor und während der Schwangerschaft einen enorm hohen Bedarf hast. Du solltest also auf keinen Fall auf deine tägliche Portion Obst von 2 bis 3 verschiedenen Früchten verzichten.

Zucker und seine Namen

Die folgende Übersicht zeigt dir einige wichtige Zuckerbezeichnungen, die du auf Zutatenlisten von Produkten findest und so als zugesetzten Zucker enttarnen und vermeiden kannst.

- Dextrose (auch Glucose oder Traubenzucker)
- Fructose (auch Fruchtzucker), Fructosesirup
- Galaktose
- Glucosesirup, Glucose-Fructose-Sirup
- Isoglucose (auch Maissirup oder Maiszucker)
- Karamell, Karamellsirup
- Laktose (auch Milchzucker)
- Maltodextrin (auch Stärkezucker)
- Maltose
- Raffinose
- Saccharose (auch Haushaltszucker, weißer Zucker oder Rohrzucker)
- Sirup (Ahorn-, Agaven-, Reis- oder Obstsirup)

Je weiter vorn in der Zutatenliste die Angabe zu finden ist, desto mehr davon enthält das Produkt. Leider sind die Hersteller nicht verpflichtet, die jeweiligen Mengen anzugeben. Häufig werden Zuckeralternativen wie Pflanzensirup als gesünder angepriesen. Auf den Blutzuckerspiegel und die Insulinausschüttung haben Ahorn- oder Reissirup aber mindestens die gleiche Wirkung wie Haushaltszucker. Manche Zuckeralternativen wie Agavensirup haben sogar einen noch höheren Fructoseanteil als Haushaltszucker. Es ist ratsam, auch diese Zuckerarten nicht allzu oft und nur in sehr geringen Mengen zu verwenden.

Was ist mit Zuckerersatzprodukten?

Neben den genannten Zuckerarten stecken auch häufig Zuckeraustauschstoffe wie Xylit, Erythrit oder Sorbit sowie die künstlichen Süßstoffe Aspartam, Acesulfam K, Cyclamat, Saccharin oder Stevia in Industriefabrikaten, vor allem in den oft als gesünder angepriesenen Light-Produkten. Auch hiervon empfehle ich dringend Abstand zu nehmen. Zum einen ist bislang wenig darüber bekannt, wie diese Stoffe bei regelmäßigem Konsum im menschlichen Körper wirken, zum anderen führten künstliche Süßstoffe in Tierstudien zu Veränderungen der Darmflora oder der Gehirnaktivität. Der Verzehr von Cyclamat hatte zum Beispiel Fruchtbarkeitseinschränkungen zur Folge.

Ist Bio gleich Bio?

Laut Europäischer Behörde für Lebensmittelsicherheit (EFSA) zählen zu den Pflanzenschutzmitteln, besser bekannt als Pestizide, Herbizide (Unkrautvernichtungsmittel), Fungizide (Mittel gegen Pilze und Sporen), Insektizide (Insektenvernichtungsmittel), Akarizide (Mittel gegen Milben und Zecken), Molluskizide (Mittel gegen Schnecken), Rodentizide (Mittel gegen Nagetiere) und Wachstumsregler für Pflanzen.

Schon gewusst?

Wie stark du mit Glyphosat belastet bist, kannst du über eine Urinprobe testen lassen. Wenn du mit deiner Probe an einer Studie teilnimmst, die dazu beitragen soll, dass insgesamt weniger Glyphosat auf den Feldern eingesetzt wird, wird die Testung günstiger. Mehr dazu im Anhang des Buches (S. 140).

Konventionelle Landwirt*innen dürfen diese chemischen Mittel bis zu gewissen festgelegten Grenzwerten einsetzen, zum Beispiel Glyphosat, das meistverwendete und als krebserregend geltende Unkrautvernichtungsmittel. Lebensmitteltestungen zeigen immer wieder, dass einige Lebensmittel aus konventioneller Landwirtschaft mit chemischen Rückständen belastet sind, zum Teil auch über die Grenzwerte hinaus.

In der wissenschaftlichen Datenbank PubMed sind inzwischen zahlreiche Studien, meist Tierstudien, zum Thema zu finden. Alle belegen in irgendeiner Form den negativen Einfluss von Pestiziden auf die Fruchtbarkeit, vor allem auf die Spermienbeweglichkeit und deren Lebensfähigkeit. Weiterhin finden sich Hinweise dafür, dass männliche Nachkommen selbst in ihrer Fruchtbarkeit eingeschränkt sind, wenn die Mutter während der Schwangerschaft regelmäßig Glyphosat über Lebensmittel aufnahm. Darüber hinaus werden Zusammenhänge zwischen Glyphosat und Frühgeburten sowie verminderter Intelligenz oder Autismus bei den Nachkommen dargestellt.

Da Bio-Landwirtbetriebe laut EU-Öko-Verordnung deutlich strengeren Anbauvorschriften unterliegen und anstelle von synthetischen Pestiziden wie Glyphosat natürliche Schädlingsbekämpfungsmittel wie Kupfer oder Kaliseifen verwenden, enthalten Bio-Lebensmittel selten Rückstände von Pestiziden. Am EU-Bio-Logo kannst du das Bio-Produkt erkennen.

Private Öko-Anbauverbände wie Demeter, Bioland oder Naturland haben sogar noch weitere und strengere Grenzwerte und Richtlinien. Dies betrifft zum Beispiel die Verwendung von Kompost. Demeter ist der einzige Verband, dessen Mitglieder ausschließlich Grünschnitt-Kompost verwenden. Dieser enthält nur Garten- und Parkabfälle, weniger Fremdstoffe als der von anderen Öko-Anbauverbänden verwendete Bioabfall-Kompost und nur halb so viel Salz. Wenn ein Lebensmittel neben dem EU-Bio-Logo oder dem deutschen Bio-Siegel auch noch das Siegel eines privaten Anbauverbands enthält, ist dies ein Zeichen für besonders gute Bio-Qualität. Bio ist also nicht gleich Bio.

Vorsicht ist geboten, wenn Hersteller auf ihren Produkten Ausdrücke wie »aus kontrolliertem Anbau« oder »aus umweltschonender Landwirtschaft« verwenden. Dies soll den Verbraucher*innen suggerieren, dass es sich um ein Bio-Produkt handelt. Wenn du aber kein Bio-Siegel findest, dann ist es auch kein Bio-Produkt.

Der Kauf von hochwertigen Lebensmitteln aus biodynamischer Landwirtschaft mit den entsprechenden Bio-Siegeln von Demeter, Naturland oder Bioland lohnt sich nicht nur für die Zeit des Kinderwunsches und die Schwangerschaft. Denn neben der deutlich geringeren Pestizid-, Nitrat- und Metallbelastung ist auch der Nährstoffgehalt dieser Lebensmittel viel höher. In tierischen Produkten sind die Nährstoffe vor allem dann noch reichlich enthalten, wenn das Tier regelmäßig auf der Weide graste und artgerechtes Futter bekam.

Je besser Frauen und Männer mit Kinderwunsch sowie Schwangere über Lebensmittel mit Nährstoffen versorgt werden, desto weniger Ergänzungspräparate müssen sie zu sich nehmen. Häufig sind Bio-Lebensmittel teurer als konventionelle Produkte und viele Paare sind nicht bereit, diesen Mehrpreis zu zahlen. Stattdessen investieren viele werdende Eltern hohe Summen in die Erstausstattung ihres Neugeborenen. Viel wichtiger ist es jedoch, dem Nachwuchs einen gesunden Start ins Leben zu ermöglichen und durch eine pestizidarme Ernährung Komplikationen bei der Befruchtung und während der Schwangerschaft zu vermeiden.

Was du über Fluoride wissen solltest

Fluoride kennst du vermutlich aus der Zahnpflege. Zahnmedizinstudent*innen lernen noch immer, dass Fluoride gegen Karies wirken. In vielen Zahnarztpraxen kommen sie täglich zum Einsatz, obwohl Untersuchungen seit langem die vielfach schädigenden Auswirkungen auf den Menschen beweisen. Zahnabnutzung und Karies, erhöhtes Knochenfrakturrisiko, Gewebeverkalkungen, Störungen des Immunsystems, der Bildung von Melatonin (das Schlafhormon) und der Enzymaktivität oder ein erhöhtes Risiko für Arteriosklerose, Herzinfarkt und Schlaganfall sind nur ein Teil der Schäden, die Fluoride in unserem Körper anrichten können.

Fluorid ist kein essenzielles Spurenelement. Das heißt, es ist für den Menschen nicht lebensnotwendig und muss dem Körper nicht wie Zink oder Eisen mit der Nahrung zugeführt werden. Demnach kann es auch keinen Mangel an Fluorid geben. Ganz im Gegenteil: Es gilt, Fluoride unbedingt zu meiden, denn diese Salze fördern Entzündungen und sind pures Gift für unsere Zellen. Im Hinblick auf Befruchtung, Schwangerschaft und spätere Entwicklung des Kindes zeichnet die Studienlage folgendes erschreckendes Bild:

Fluoride und Fluoridverbindungen ...

- beeinflussen die Hormonbildung im Organismus, schränken so die weibliche sowie die männliche Fruchtbarkeit ein und begünstigen darüber hinaus auch Fehlgeburten,

- beeinflussen die Gehirnentwicklung und Intelligenz des Fötus negativ (Belege in über 40 Studien), stehen in Verbindung mit der Entwicklung von Autismus und Gedächtnisstörungen, weil sie die Blut-Hirn-Schranke (S. 31) überwinden können (Kinder haben nachweislich einen niedrigeren IQ, wenn die Mutter regelmäßiger Fluoridbelastung ausgesetzt war),
- tragen zu Knochen- und Zahnbildungsstörungen beim Fötus bei,
- begünstigen zu niedriges Geburtsgewicht und möglicherweise auch die Entwicklung von Lippen-Kiefer-Gaumen-Spalten (bislang nur Tierstudien) und
- können zusätzlich zu anderen Faktoren das Downsyndrom verursachen.

Etwa 60 Prozent der Fluoride gelangen während der Schwangerschaft aus dem Blut der Mutter über die Plazenta zum Fötus. Hinzu kommt, dass auf den Säuglingsstationen immer noch Fluorid an die Neugeborenen gegeben wird. Oft in Form von Vitamin-D-Präparaten, die mit Fluorid angereichert sind und angeblich Rachitis und Karies vorbeugen sollen. Mach daher am besten schon bei der Geburtsanmeldung im Krankenhaus darauf aufmerksam, dass dein Neugeborenes keine Fluoridpräparate, sondern nur Vitamin D bekommen soll.

Fluoridfallen lauern auch in Zahncremes und Mundspülungen oder in Salz und Tee. Von Natur aus fluoridhaltige Tees wie Schwarztee, weißer Tee oder Grüntee sollten lediglich in sehr geringen Mengen genossen oder gänzlich vermieden werden. Ebenso können Fluoridverbindungen in Medikamenten, Sportfunktionskleidung und Beschichtungen von Kochgeschirr oder Kühlmitteln zu finden sein. Besondere Vorsicht gilt bei fluoridiertem Mineralwasser: Erschreckenderweise enthalten vor allem die sogenannten Heilwässer oft sehr viel Fluorid. Um für die Zubereitung von Säuglingsnahrung geeignet zu sein, darf ein Mineralwasser 0,7 mg Fluorid pro Liter nicht überschreiten. Allerdings ist der Hinweis »für Säuglinge und Kinder unter 7 Jahren nicht zum regelmäßigen Verzehr geeignet« erst ab einer Fluoridkonzentration von 1,5 mg/l zu kennzeichnen. Deswegen lohnt sich immer der Blick auf den Fluoridgehalt der Mineralwässer. Hierfür gibt es Listen im Internet, die den genauen Fluoridgehalt von Mineralwässern angeben. Du findest sie im Anhang des Buches (S. 140).

Zahnhygiene in der Schwangerschaft

Fluoridfreie Zahncremes sind in jedem Drogeriegeschäft erhältlich. Selbstverständlich sollten Schwangere die zahnärztlichen Vorsorgeuntersuchungen regelmäßig wahrnehmen. Aufgrund der Hormonumstellung und damit verbundener Übelkeit sowie Erbrechen oder Zahnfleischentzündungen wird die Vorsorge einmal im 1. und einmal im 3. Trimenon empfohlen. Bei Zahnreinigungen kannst du die Praxis vorab um eine fluoridfreie Behandlung bitten.

Was ansonsten beachten?

Wenn du zudem hochwertige Natursalze oder reines Meersalz in der Küche verwendest, kannst du auch hier Fluoride umgehen. Mit besonders antientzündlich wirkenden Substanzen und Nahrungsmitteln lässt sich die Aufnahme von Fluoriden im Körper sogar neutralisieren. Dazu gehören beispielsweise rote Beeren, Traubenkernextrakt, die Vitamine A, C, E und K sowie verschiedene B-Vitamine, Magnesium, Vitamin D, Eisen, Zink, Selen oder Quercetin und Coenzym Q_{10}. Ein Saatextrakt aus der Tamarindenfrucht, die zusätzlich als Vitalstoffbombe mit reichlich Eisen, Kalzium, Magnesium, Zink, B-Vitaminen und Vitamin C aufwartet, kann darüber hinaus die Fluoridaufnahme der Zellen hemmen.

Diese Stoffe besser meiden

Mittlerweile ist bekannt, dass diverse Umweltgifte und Fremdstoffe in unseren Nahrungsmitteln erbgutverändernd und schädigend auf unsere Hormonlage, Ei- und Samenzellen sowie die Fruchtbarkeit wirken. Sie stören den Schwangerschaftsverlauf und die Entwicklung des Ungeborenen massiv oder unterbrechen diese sogar. Auch nach der Geburt kann es zu zahlreichen Problemen bei Mutter und Kind kommen, wenn diese Stoffe regelmäßig aufgenommen wurden.

Zusatz- und Ersatzstoffe

Wenn wir nicht jedes unserer Lebensmittel naturbelassen kaufen und frisch zubereiten, sondern auf industriell hergestellte Lebensmittel zurückgreifen, werden wir häufig mit Zusatz- oder Ersatzstoffen konfrontiert. Viele von ihnen können wir nicht genau zuordnen, weil die Beschreibung fremd klingt oder lediglich eine E-Nummer angegeben ist. Manche treten nur in kleinen Mengen in Erscheinung und sind eher unbedenklich, so wie die natürlichen Farbstoffe Curcumin (E 100) oder Carotinoide (E 160 a–f). Hinter zahlreichen Substanzen in Lebensmitteln verbergen sich jedoch bedenkliche Stoffe. Eine Auswahl findest du hier.

Titandioxid (E 171) steht im Verdacht, erbgutschädigend und fruchtbarkeitseinschränkend zu wirken. Deswegen wurde dieser Zusatzstoff in Lebensmitteln verboten, jedoch dürfen laut einer Übergangsfrist alle Produkte, die bis zum Verbotstermin im August 2022 bereits hergestellt wurden, weiterhin bis zu ihrem Ablaufdatum im Handel verbleiben. Bislang wurde Titandioxid zum Beispiel in Speiseeis, Kaugummis, Suppen und Soßen, Back- und Süßwaren sowie in Arzneimitteln verarbeitet.

Aluminium und Aluminiumsulfate (E 173 und E 520–523) stehen im Verdacht, an der Entstehung von Alzheimer und Brustkrebs beteiligt zu sein. In Tierstudien zeigten sich Zusammenhänge mit verminderter Spermienqualität und einer Abnahme des Hodengewichts. Aluminium wird zum Beispiel als Überzug von Süßwaren, in Zuckerdekor und Backwaren eingesetzt.

Schwefeldioxid und Sulfitsalze (E 220–228) können Kopfschmerzen und Übelkeit auslösen und stehen im Verdacht, Entzündungen der oberen Atemwege oder Asthmaanfälle auszulösen. E 220 kommt als Konservierungsmittel zum Beispiel in Trockenobst, Gelees, Wein oder vorverarbeiteten Lebensmitteln zum Einsatz.

Carrageen (E 407) führte im Tierversuch zu Geschwüren im Darm sowie zu Störungen des Immunsystems und ist zum Beispiel in Konfitüren, fertigen Desserts, Milchgetränken oder Babynahrung zu finden.

Süßstoffe wie Aspartam, Cyclamat und Saccharin werden namentlich angegeben. Aspartam kann die Darmflora negativ beeinflussen und lässt bei der Verstoffwechselung giftiges Methanol entstehen. Cyclamat führte in Tierversuchen zu Fruchtbarkeitseinschränkungen und Saccharin (Abfallprodukt der Teerindustrie) in Kombination mit Umweltgiften oder Medikamenten zu Blasenschäden. Diese Süßstoffe sind zum Beispiel in Light- und Diätprodukten zu finden.

Kunststoffe & Mikroplastik

In Plastik verpackte Lebensmittel und diverse Kunststoffe in unserem Alltag sind ein riesengroßes Problem für unsere Gesundheit. Partikel aus Kunststoffen fördern Entzündungen im menschlichen Körper enorm, schränken die Fruchtbarkeit ein und verlangsamen Wachstumsprozesse in lebenden Geweben. Besonders gefährlich und für die meisten Defekte in der menschlichen Fortpflanzung verantwortlich scheinen die endokrinen Disruptoren zu sein. Das sind Fremdstoffe, die das Hormonsystem stören, indem sie sich an die Rezeptoren für Sexualhormone so anheften, wie es eigentlich nur die natürlichen Hormone tun. So hemmen oder aktivieren endokrine Disruptoren diese Rezeptoren und beeinflussen die sexuelle und embryonale Entwicklung. Zu diesen Stoffen gehören neben den thematisierten Pestiziden (S. 16) unter anderen auch Phthalate, Dioxine wie polychlorierte Biphenyle (PCBs) oder Bisphenol A (BPA) und dessen Analoga.

Phthalate werden als Weichmacher in diversen Alltagsgegenständen wie Kinderspielzeug, Kosmetikprodukten, Farben und Lösungsmitteln eingesetzt und lösen sich besonders schnell aus Verpackungsmaterial oder Gegenständen heraus. Somit gelangen sie in fast alle Innenräume und Nahrungsmittel, vor allem in Fleisch- und Milchprodukte, weil die Tiere bereits Phthalate aufnehmen, zum Beispiel durch das Verpackungsmaterial des Tierfutters oder über Futternäpfe, in denen die Weichmacher enthalten sind. In einer amerikanischen Untersuchung mit über 2300 Teilnehmerinnen zeigt sich ein Zusammenhang zwischen Phthalatbelastung und Diabetes bei Frauen. Damit steigt auch das Risiko für Schwangerschaftsdiabetes. Außerdem werden Phthalate mit reduziertem Hodenvolumen, Fehlbildungen wie Hodenhochstand bei männlichen Neugeborenen und permanenter Feminisierung assoziiert. Eine dänische Registererhebung mit 50.000 Männern zeigt einen Zusammenhang zwischen der Einnahme phthalathaltiger Medikamente und eingeschränkter Ejakulatqualität.

PCBs zählen zu den Dioxinen, also den chemischen Verbindungen, die trotz des Verbots im Jahr 1989 aufgrund ihrer Langlebigkeit noch immer im Nahrungskreislauf vorkommen und zum Beispiel als Weichmacher in Kunststoffen zu finden sind. PCBs stehen im Zusammenhang mit einem erhöhten Allergierisiko der Nachkommen. Die Belastung mit Dioxinen wird mit früh einsetzender erster Menstruation bei Frauen, verkürzten Zyklen oder Zwischenblutungen sowie mit besonders früher Entwicklung der äußeren Geschlechtsmerkmale bei Mädchen vor dem 8. und bei Jungen vor dem 9. Lebensjahr in Verbindung gebracht. Dioxine beeinflussen das Zellwachstum und die Zelldifferenzierung und wirken somit krebserregend und fruchtschädigend. Dies ist während der Schwangerschaft besonders riskant, denn Entwicklungsunterbrechungen können zu frühen Fehlbildungen oder sogar zum Schwangerschaftsabbruch führen.

BPA ist eine Chemikalie, aus der der Kunststoff Polycarbonat hergestellt wird. Bei Säuglingen, die mit der Flasche aufgezogen wurden, zeigten sich durch den Kunststoffsauger höhere Konzentrationen an BPA im Körper. Deswegen ist es für die Herstellung von Babyfläschchen seit 2011 verboten. Seit 2020 ist der Weichmacher auch in Thermopapier (zum Beispiel in Kassenbons, Fahrkarten oder Parktickets) verboten. BPA ist jedoch noch immer allgegenwärtig, weil es weiterhin in diversen Haushaltsgegenständen enthalten ist, die uns täglich umgeben. Dazu gehören Plastikverpackungen und Behälter für Lebensmittel, beschichtete Pappverpackungen oder Smartphones. Sogar in vielen Baby- und Kinderprodukten wie Schnullern oder Beißringen ist BPA weiterhin enthalten. Darüber hinaus kommt es häufig in der Kunststoffindustrie und in der Zahnmedizin zum Einsatz.

Bei Frauen beeinflusst die Chemikalie die Qualität der Keimzellen für die künstliche Befruchtung, die Funktion der Eierstöcke und die Entwicklung des Ungeborenen, vor allem in den ersten sensiblen Schwangerschaftswochen. Bei

Schon gewusst?

Wöchentlich nehmen wir laut einer Studie der Universität Victoria in Kanada einen Mikroplastikanteil von bis zu 5 g über die Nahrung auf. Dies entspricht bis zu 2000 Plastikteilchen pro Person oder der Größe einer Kreditkarte wöchentlich. Nach Schätzungen der Wissenschaftler*innen nimmt jeder Mensch jährlich durchschnittlich 39.000 bis 52.000 Plastikpartikel auf. Noch einmal so viel gelangt über die Atmung (Feinstaub) in unseren Körper.

Männern beeinträchtigt BPA die Bildung und die Qualität der Spermien. Möglicherweise reichen die negativen Wirkungen bis zur Einschränkung der Fortpflanzungsfähigkeit der Nachkommen, denn bei Ungeborenen und Neugeborenen werden durch BPA-Belastung männliche Sexualhormone gehemmt und weniger Testosteron in den Hoden produziert. Neugeborene haben durch die Belastung mit BPA ein höheres Risiko für Asthma, Ekzeme, Nahrungsmittelallergien und allergisch bedingte Veränderungen in Fortpflanzungsorganen. Leider gibt es inzwischen auch schon einige Analoga zu BPA wie Bisphenol S (BPS) oder Bisphenol F (BPF). Diese Stoffe ähneln dem BPA strukturell und wurden ebenfalls bereits in menschlichen Urin- und Blutproben nachgewiesen. Sie befinden sich in Lebensmittelverpackungen, Körperpflegeprodukten, Hausstaub, Industrieböden oder Beschichtungen. Sie wirken anscheinend ähnlich schädigend wie BPA auf die menschliche Fortpflanzung.

Nicht nur die Umwelt profitiert, wenn du möglichst naturbelassene Bio-Lebensmittel ohne Verpackungen und Zutatenlisten einkaufst und diese selbst schonend zubereitest. Auch für die eigene Gesundheit, für den Erfolg der Befruchtung und die Entwicklung des Kindes ist dies der beste Weg. In vielen Bio-Läden und Supermärkten kannst du vor allem Obst, Gemüse und Salate mittlerweile unverpackt einkaufen und auch das Angebot an Lebensmitteln in Gläsern statt in Plastikverpackungen nimmt zu.

Metalle

Neben Aluminium, das bereits als zugelassener Zusatzstoff der Lebensmittelindustrie genannt wurde, schädigen weitere Halb- und Schwermetalle unsere Gesundheit schon in ganz kleinen Mengen enorm, zum Beispiel Quecksilber, Blei, Arsen oder Cadmium. Durch industrielle Verfahren oder den Einsatz von Pflanzenschutzmitteln gelangen sie in die Böden und in unsere Nahrungsmittel, durch Feinstaubbelastung oder konventionelle Körperpflegeprodukte über die Atmung oder unsere Haut in unseren Körper. Gesundheitliche Auswirkungen reichen von Arthritis, Bluthochdruck, trockener Haut, Haarausfall, Erschöpfung, Müdigkeit, Schlaflosigkeit, Depressionen, Hyperaktivität, Immunschwäche und Infektanfälligkeit über entzündliche Darmerkrankungen wie Morbus Crohn und Colitis ulcerosa bis hin zu einem erhöhten Krebsrisiko, Herzkrankheiten, Demenz sowie Lungen- und Nierenschäden. Da Metalle in Fett löslich sind und so Zellmembranen überwinden können, gelangen sie schnell in die Kraftwerke unserer Zellen, die Mitochondrien, und schädigen sie. Sie lösen Entzündungen im Körper aus, hindern die Zelle an der Ausführung ihrer Funktion und führen zu ihrem Absterben oder sogar zu Tumoren. Metalle gelangen auch in die Plazenta und somit auf direktem Weg zum Ungeborenen.

Aluminium ist allgegenwärtig und kann laut Bundesinstitut für Risikobewertung (BfR) im menschlichen Körper zu Schädigungen im Gehirn, an der Leber, den Nieren oder den Knochen sowie zu Entzündungen führen. Für das ungeborene Kind besteht die Gefahr von Fehlbildungen. Diverse konventionelle Lebensmittel, allen voran fertige Gewürzmischungen, kakaohaltige Produkte und diverse Sirupe, enthalten dieses Leichtmetall. Sogar in konventioneller Säuglingsnahrung findet sich Aluminium (zum Beispiel in sojabasierter), wodurch die so ernährten Babys deutlich mehr Aluminium aufnehmen als solche, die ausschließlich gestillt werden. Die aufgenommene Menge an Aluminium hängt stark von der Qualität der Lebensmittel und auch davon ab, ob und wie die Nahrung verpackt ist. Vor allem säurehaltige oder salzige Lebensmittel aus Dosen und Fertignahrung aus Alu-Menüschalen sind stark belastet. Außerdem finden wir besonders hohe Aluminium-Konzentrationen in konventionellen Körperpflegeprodukten wie Deos, Lippenstiften, Sonnenschutzmitteln oder Zahnpasta, in Konservierungs- und Farbstoffen, in Medikamenten wie Magensäureblockern, in manchen Nahrungsergänzungsmitteln, in Impfstoffen, Alu-Kochgeschirr und Alufolie.

Titan kann als Zusatzstoff in Nahrungsmitteln, aber auch in Implantaten, Zahncremes, Sonnenschutzmitteln oder Nahrungsergänzungsmitteln und Medikamenten enthalten sein.

Quecksilber ist ein Schwermetall, das hormonell wirksam ist, da es an die Östrogenrezeptoren andocken kann. Es beeinträchtigt die Fruchtbarkeit beider Geschlechter. Bei Männern bewirkt Quecksilber eine Verringerung der Spermienanzahl und deren Beweglichkeit sowie eine herabgesetzte Libido. Bei Frauen führt es zum Beispiel zu Menstruationsbeschwerden. Während der Schwangerschaft können dem Ungeborenen schon sehr geringe Mengen schaden, etwa weil der Transport von Sauerstoff und wichtigen Nährstoffen durch das Blut durch Quecksilber gehemmt wird. Weiterhin kann es durch Quecksilberbelastung der Mutter zu Fehlbildungen beim Nachwuchs kommen. Quecksilber befindet sich mit einem Anteil von 50 Prozent in Amalgam-Zahnfüllungen. Es wird vor allem beim Kauen oder Zähneknirschen, durch säurehaltige oder heiße Nahrung sowie durch fluoridhaltige Zahncremes freigesetzt und kann sich über lange Zeit sogar in den Kieferknochen anlagern. Vorhandene Amalgamfüllungen sollten vor einer geplanten Schwangerschaft unbedingt entfernt werden. Quecksilber kommt außerdem in Getreide und Kartoffeln aus konventionellem Anbau und in immer größeren Mengen auch in Fisch und Muscheln vor. Weil die Belastung in Fisch und Meeresfrüchten mittlerweile so hoch ist, raten viele Expert*innen nicht mehr zu regelmäßigem Fisch-, sondern zum täglichen Konsum von gereinigten Fisch- oder Algenölen, um die so wichtigen Omega-3-Fettsäuren aufzunehmen.

Arsen und Cadmium In Fisch, Muscheln und Garnelen sind häufig auch Arsen und Cadmium enthalten. Auch kommt Arsen in Medikamenten und leider auch zunehmend in Reis vor, sogar in manchen Bioprodukten. Deswegen sollten vor allem Produkte auf Reismehlbasis so selten wie möglich konsumiert werden. Im Anhang des Buches findest du eine Empfehlung zum Kauf von arsenfreiem Reis (S. 141). Hohe Cadmiummengen finden sich in konventionellem Gemüse, Gelatine, Konservendosen, Instantkaffee und Zigaretten. Raucher*innen haben demnach eine 5-mal höhere Cadmium-Konzentration

Vorsicht bei NEM und Medikamenten

Um Eisenmangel während der Schwangerschaft vorzubeugen, wurde mir im Mai 2021 ein Eisenpräparat empfohlen, das Titandioxid (S. 20) enthält, obwohl die EFSA den Stoff im Frühjahr 2021 als erbgutschädigend und reproduktionstoxisch eingestuft hatte. Titandioxid schränkt anscheinend die Sexualfunktionen und die Fruchtbarkeit bei Männern und Frauen ein und löst negative Effekte in der Entwicklung des Nachwuchses aus. Aus diesem Grund wählte ich ein veganes Eisenpräparat ohne weitere Zusatzstoffe auf der Basis von Curryblatteisen.

Trotz des Verbots von Titandioxid in Lebensmitteln und somit auch in Nahrungsergänzungsmitteln (NEM) seit August 2022 dürfen die Produkte noch bis zu ihrem Ablaufdatum auf dem Markt bleiben. Bei der Herstellung von Medikamenten und Kosmetikartikeln darf Titandioxid weiterhin verwendet werden.

Aluminium steckt häufig in Gels oder Dragees gegen Sodbrennen. Auch diese werden Schwangeren häufig empfohlen.

im Blut als Nichtraucher*innen. Cadmium ist knochen-, nieren- und hormonschädigend.

Blei Die Gefahr, Blei aufzunehmen, lauert unter anderem im Trinkwasser, insbesondere dort, wo alte Wasserrohre verwendet werden, zum Beispiel in Altbauten. Blei ist auch in Autoabgasen, Konservendosen, Farben, Industrieabgasen oder Meeresfischen enthalten. Laut Bundesministerium für Umwelt, Naturschutz, nukleare Sicherheit und Verbraucherschutz (BMUV) stören schon sehr geringe Mengen unser zentrales Nervensystem und das Hormonsystem. Besonders empfindlich reagieren vor allem Ungeborene im Mutterleib. Schädigungen des Nerven- oder Immunsystems, der Nieren oder des Herz-Kreislauf-Systems können die Folge für den Fötus durch Bleibelastung der Mutter sein. Konkret kann dies verminderte Intelligenz und Gedächtnisleistungen sowie ein erhöhtes Risiko für Bluthochdruck oder Nierenerkrankungen des Kindes bedeuten.

Interview mit Dr. med. Sabine Barz: Nahrungs- & Umweltgifte

Gynäkologin, Ernährungsmedizinerin, Master of Science Preventive Medicine, TCM, Orthomolekulartherapeutin

Wir werden täglich mit einer immer weiterwachsenden Anzahl an Nahrungs- und Umweltgiften konfrontiert, die auch die Fruchtbarkeit und den Schwangerschaftsverlauf negativ beeinflussen können. Welche Fremd- und Giftstoffe halten Sie für besonders problematisch für Frauen, die sich ein Kind wünschen, und für Schwangere?

Letztendlich sind das alle Giftstoffe, insbesondere die Metalle. Dazu gehören Nickel, Aluminium, Blei, Cadmium oder Quecksilber. Früher hat man gesagt, ein bisschen Blei oder Cadmium macht ja nichts, aber mittlerweile weiß man, dass sich diese Metalle durchaus potenzieren können. Dadurch kann der Nachwuchs später erhebliche gesundheitliche Probleme bekommen, das Mädchen zum Beispiel ein Polyzystisches Ovarialsyndrom (PCOS) oder der Junge Hormonstörungen. Das wissen viele gar nicht, aber woher auch? Es wird ja nicht kommuniziert.

Aber auch Substanzen, die aus Tattoos freigesetzt werden (Phthalate in Tattoofarben), und endokrine Disruptoren sind besonders problematisch. Das sind Stoffe, die wie Fremdhormone wirken. Sie sind in vielen Dingen enthalten, die wir in unserem täglichen Gebrauch haben, zum Beispiel eingeschweißten Lebensmitteln, Kunststoffen oder Parabenen als Konservierungsstoffe. BPA ist zwar mittlerweile verboten, aber dafür ist Bisphenol S nun allgegenwärtig. Endokrine Disruptoren verändern das Erbgut. Das passiert zum Beispiel über den Mechanismus der Methylierung, bei dem bestimmte Abschnitte auf der menschlichen DNA an- und abgeschaltet werden. Endokrine Disruptoren stören diesen Prozess, das heißt, hier werden Gene an- und abgeschaltet, die für die Hormonausstattung und für die Geschlechtsorgane wichtig sind. Und wenn das in den Keimzellen passiert, kann das Kind diese veränderten Muster sogar noch an die nächste Generation weitergeben. Endokrine Disruptoren führen also sehr häufig zu Hormonstörungen, und die Kinder werden auch psychisch auffällig. Wir wissen inzwischen, dass unter anderem endokrine Disruptoren für die Auslösung eines Mammakarzinoms (Brustkrebs) im späteren Leben verantwortlich sind. Krankheitsrisiken werden schon im frühen Stadium der Schwangerschaft mitgegeben. Es wird höchste Zeit, dass dazu mehr Forschung durchgeführt wird und Paare mit Kinderwunsch darüber aufgeklärt werden. Deswegen bin ich sehr froh darüber, dass das BfR gemeinsam mit einer dänischen Universität jetzt mit der Studie PANORAMIX beginnt, in der es um die unterschiedlichen Chemikalien und ihre Auswirkungen auf das Kind im Mutterleib geht.

Wie können Paare mit Kinderwunsch und Schwangere erkennen, ob sie mit Nahrungs- und Umweltgiften belastet sind?

Mir ist immer am liebsten, wenn die jungen Frauen schon mit einem Kinderwunsch zu uns in die Praxis kommen, denn da fängt Prävention an. Es gibt bei uns ein Kinderwunschprofil und in diesem Rahmen werden zumindest schon einmal B-Vitamine, Mineralstoffe und ihre toxischen Gegenspieler abgenommen. Da sieht man schon einmal, ob eine starke Belastung da ist. Das Problem ist dann noch, dass die Mineralstoffanalyse aus dem Vollblut kommt, und wir wissen, dass Erythrozyten, die roten Blutkörperchen, alle 12 Wochen erneuert werden. Man muss also herausfinden, ob es sich um eine aktuelle Belastung handelt, also ob jemand gerade viel Arsen im Blut hat, weil er viel Reis oder Fisch gegessen hat, oder ob das Metall im Körper oder in den Zähnen eingelagert ist, weil die Patientin zum Beispiel Amalgamfüllungen hat.

Welche Therapieansätze verfolgen Sie bei Frauen, die verstärkt mit Umweltgiften belastet sind, um die Wahrscheinlichkeit einer Schwangerschaft zu erhöhen?

Man müsste den Frauen einen Chelatbildner geben und diese Metalle mobilisieren. So würde man sehen, wie viel tatsächlich im Körper enthalten ist. Meine Strategie ist es eher, die Frauen ab bestehendem Kinderwunsch darüber aufzuklären, wie sie die Umweltgifte vermeiden und dass Mineralstoff- und Vitamindefizite vor einer Schwangerschaft zu beheben sind, um auch auf diese Weise toxischen Substanzen zu begegnen. Meine Empfehlung ist: Färben Sie sich nicht die Haare, meiden Sie alles Eingeschweißte, machen Sie Clean Eating, nehmen Sie keine Lebensmittel mit E-Nummern zu sich. Und achten Sie vor allem auf unbelastete Präparate vor und während der Schwangerschaft. Zum Beispiel ist immer noch Titandioxid in einigen Produkten für Frauen mit Kinderwunsch und für Schwangere enthalten, obwohl die Bundesministerin für Ernährung und Landwirtschaft (BMEL) schon im Mai 2021 erklärt hat, dass es erbgutschädigend ist. Es wird einfach zu wenig auf diese Giftstoffproblematik eingegangen.

Studien zeigen immer häufiger, dass auch der Mann möglichst Nahrungs- und Umweltgifte vermeiden sollte, um die Qualität der Spermien zu verbessern und somit die Chance auf eine Schwangerschaft der Frau zu erhöhen. Binden Sie auch die Partner in die Therapie mit ein?

Ja, wenn die Partner sich einbinden lassen. Die meisten Männer fühlen sich gesund und gut versorgt und lassen deswegen nichts messen. Ich empfehle dann immer, dass der Mann wenigstens die Präparate einnehmen soll, die auch die Frau nimmt. Es ist genauso wichtig, dass die Männer mit allen Stoffen versorgt sind, denn wir wissen ja zum Beispiel, dass ein erhöhter Homocysteinspiegel die Spermien schädigt, und es gibt viele Faktoren, die das Homocystein erhöhen, unter anderem auch ein Folsäure-, Vitamin B_6- und B_{12}-Mangel. Da sich die Männer meist genauso ernähren wie die Frauen, haben auch sie oft diese Mängel. Die Spermienschädigung der Männer wird durch die vielen Nahrungs- und Umweltgifte immer größer. Ich finde, dass das ein Riesenthema ist.

Wie würde Ihre allgemeine Empfehlung für Paare mit Kinderwunsch und für Schwangere in Sachen Ernährung aussehen?

Ich empfehle, möglichst viel Gemüse zu essen, und es sollte nicht zu viel fructosehaltiges Obst sein, vor allem nicht bei Übergewichtigen. Ich rate meinen Patient*innen, zu komplexen Kohlenhydraten zu greifen und kein Weißmehl und Zucker zu essen. Auch sollte möglichst nichts Hocherhitztes, sondern mehr Gedünstetes gegessen werden. Ich nenne das »Clean Eating«, also naturbelassene Lebensmittel so zubereiten, wie Mutter und Großmutter zu Hause gekocht haben. Nahrung mit Zusatzstoffen, die haltbar machen, und in Plastik eingeschweißte Lebensmittel sind zu vermeiden. Ich empfehle grundsätzlich, zusätzlich gesunde Omega-3-Fettsäuren einzunehmen, weil die Schwermetallbelastung im Fisch zu hoch ist und der Omega-3-Gehalt der Fische sinkt. Und wer es sich leisten kann, sollte sich auch in Bio-Qualität ernähren. Auch mit wenig Geld kann man sich gut ernähren.

Warum auf Alkohol verzichten?

Wahrscheinlich weiß fast jeder, dass Alkohol in der Schwangerschaft absolut zu meiden ist. Dennoch zeigt die Studienlage leider, dass immer noch sehr viele schwangere Frauen – mehr oder weniger – Alkohol trinken. So ergaben Daten des Kinder- und Jugendgesundheitssurveys, dass etwa 14 Prozent der Schwangeren gelegentlich Alkohol zu sich nehmen. Die Befragungsstudie zur Gesundheit in Deutschland aktuell (GEDA) ergab, dass etwa 20 Prozent der Schwangeren ein moderates und 8 Prozent sogar ein riskantes Konsumverhalten aufweisen.

Aufgrund der anerkannt schädigenden Wirkung von Alkohol auf den menschlichen Körper ist naheliegend, dass auch die Fruchtbarkeit durch Alkoholkonsum eingeschränkt sein kann. Riskanter Alkoholkonsum geht bei Männern mit vermindertem Hoden- und Ejakulatvolumen sowie verminderter Anzahl normal geformter Spermien einher und kann den Zeitraum bis zum Eintritt einer Schwangerschaft der Partnerin signifikant verlängern. Alkoholabstinenz dagegen erhöht die Wahrscheinlichkeit für eine Schwangerschaft während der empfängnisfähigen Phase deutlich. Auch um frühzeitige Schäden an der befruchteten Eizelle während der Einnistung zu vermeiden, empfiehlt sich ein vollständiger Verzicht auf Alkohol in dieser sensiblen Phase.

Während der Schwangerschaft geht Alkohol direkt über die Plazenta in den Blutkreislauf des Ungeborenen über. Hier kann das Ethanol nicht wie bei Erwachsenen über die Entgiftungsorgane abgebaut werden, denn diese existieren beim Embryo und Fötus noch nicht oder sind noch nicht ausgereift. Somit verbleibt der Alkohol im Körper des Ungeborenen um ein Vielfaches länger, lagert sich an und entfaltet seine schädigenden Wirkungen. Er greift vor allem in die sensiblen Entwicklungsphasen der Zellteilung und des Zellwachstums ein und unterbricht die Zellvermehrung. Dies kann zu verschiedenen Entwicklungsstörungen und Fehlbildungen führen: von Wachstumsverzögerungen, die nicht mehr aufgeholt werden können, über kognitive Einschränkungen und organische Fehlbildungen bis hin zu schweren anatomischen Schädigungen. Im Säuglingsalter konnten häufigeres Weinen, Unruhe, Schlafstörungen und Reizbarkeit auf den Alkoholkonsum der Mutter während der Schwangerschaft zurückgeführt werden. Im späteren Kindes- und Jugendalter treten häufiger Lernbeeinträchtigungen, Hyperaktivität oder sogar starke geistige Behinderungen auf.

Schädigungen durch Alkohol werden vom Bundesministerium für Gesundheit unter dem Begriff der fetalen Alkoholspektrumstörung (FASD) zusammengefasst. Darunter fällt auch das fetale Alkoholsyndrom (FAS), das mit verringerter Körpergröße und auffälligen

Schon gewusst?

Um unser Gehirn vor Infektionen und Umweltgiften zu schützen, verhindert unsere Blut-Hirn-Schranke den Übertritt von schädigenden Stoffen aus der Blutbahn in das Gehirn. Unsere Blutgefäße, die das Gehirn umgeben, bilden dafür zum Schutz vor Eindringlingen eine Art Mauer, durch die nur die wichtigen Nährstoffe gelangen, die das Gehirn zur Ausübung seiner Funktionen benötigt. Doch einige Substanzen sind aufgrund ihrer geringen Größe trotzdem in der Lage, diese Kontroll-Barriere zu durchdringen, zum Beispiel Alkohol und Nikotin.

Bei Ungeborenen entwickelt sich die Blut-Hirn-Schranke im Laufe der Schwangerschaft. Ob ihre Entwicklung zum Ende der Schwangerschaft vollständig abgeschlossen ist oder dies erst im Säuglings- und Kleinkindalter geschieht, ist laut Studienlage noch nicht eindeutig. Wenn man jedoch beachtet, dass die Gehirnentwicklung des Menschen bis weit über die Pubertät hinausgeht, leuchtet ein, dass das Gehirn von Säuglingen und Kleinkindern besonders empfindlich auf Gifte und Schadstoffe reagiert.

Gesichtsmerkmalen des Nachwuchses einhergeht. Schätzungen zufolge werden jährlich 119.000 Kinder weltweit mit FAS geboren.

Warum auf Nikotin verzichten?

Für Nikotin sind die Erkenntnisse ebenso deutlich. Der Bedarf an verschiedenen Vitaminen wie Folsäure oder Vitamin C ist bei Raucher*innen um etwa 40 Prozent erhöht, weil diese zur Entgiftung benötigt werden. Dadurch stehen für den Aufbau von Ei- und Samenzellen weniger Vitamine zur Verfügung. Folglich ist die Fruchtbarkeit eingeschränkt. Ebenso können die gestörte Entwicklung des Embryos und Schädigungen an Organen und zentralem Nervensystem des Ungeborenen die Folgen des Rauchens während der Schwangerschaft sein. Es besteht ein Zusammenhang zwischen Nikotinkonsum und angeborenen Herzfehlern bei den Nachkommen. Dieses erhöhte Risiko gilt auch für den Konsum von Cannabis. Rauchende Schwangere erhöhen das Risiko für Fehl- oder Totgeburten sowie für ein zu geringes Geburtsgewicht und Verhaltensauffälligkeiten ihrer Nachkommen enorm. Die erhöhte Konzentration von Schwermetallen im Tabakrauch sollte überzeugend genug sein, um das Rauchen schon lange vor Eintritt einer Schwangerschaft einzustellen. Nach

Nikotinabstinenz kann es etwa 2 Jahre dauern, bis die Befruchtungsrate von Eizellen wieder zunimmt.

Ein gesunder Lebensstil ist wichtig

Für Paare mit bestehendem Kinderwunsch kann sich laut einer englischen Beobachtungsstudie mit fast 2000 Schwangeren die Zeit bis zur eintretenden Schwangerschaft um das 7-Fache erhöhen, wenn die Partner mit 5 oder mehr schädlichen Lebensstil-Faktoren belastet sind. Zu diesen gehören Übergewicht, Koffeinkonsum von mehr als 6 Tassen Kaffee oder Tee pro Tag, ein Alter der Frau über 35 und des Mannes über 45 Jahre, Tabakkonsum des Mannes oder der Frau von über 15 Zigaretten pro Tag und der Alkoholkonsum des Mannes von über 20 alkoholischen Getränken pro Woche.

Neben Alkohol und Nikotin können auch verschiedene Medikamente wie Antibiotika, Antiepileptika oder Analgetika (darunter auch Ibuprofen) Fehlbildungen am Herzen beim Nachwuchs verursachen. Auf Medikamente solltest du deswegen während der Schwangerschaft nach Möglichkeit gänzlich verzichten. Bei bestimmten Vorerkrankungen lässt sich dies jedoch nicht immer vermeiden. Die Einnahme und Dosierung jedes Präparats während der Schwangerschaft ist unbedingt mit den behandelnden Ärzt*innen zu besprechen.

Wie du Infektionen vorbeugst

Jeder Infekt stellt für den Körper eine Belastung dar. Der Organismus wird sich immer zunächst mit dieser »Baustelle« auseinandersetzen und die Bakterien oder Viren bekämpfen. In dieser Phase sind andere Prozesse im Körper dann nebensächlich, so auch der Aufbau von Ei- und Samenzellen und die damit verbundene Fruchtbarkeit.

Erkältungs- und Grippeviren können wir gut abwehren, wenn alle nötigen Nährstoffe, vor allem Vitalstoffe, für das Bekämpfen der Eindringlinge zur Verfügung stehen. Eine wichtige Rolle bei der Infektabwehr spielen die Mitochondrien in unseren Zellen. Sie produzieren nicht nur unsere Energie, sondern halten durch ein bestimmtes Signalprotein in ihrer Membran auch Virusinfektionen auf.

Auch die Besiedlung der Vagina der Frau mit Keimen beeinflusst ihre Fruchtbarkeit maßgeblich. Ist das Gleichgewicht an gesunden Bakterien gegenüber krank machenden in der Scheide gestört oder besteht eine vaginale Infektion (zum Beispiel Pilzinfektion oder bakterielle Vaginose), ist die Abwehrfunktion in der Scheide eingeschränkt und die Chancen für eine Befruchtung sind deutlich schlechter. Dies gilt sowohl für die natürliche Empfängnis als auch für Versuche zur künstlichen Befruchtung durch In-Vitro-Fertilisation (IVF), also künstliche

Schon gewusst?

Der klassische gynäkologische Abstrich ist oft der erste Schritt, um Keime zu erkennen. Jedoch können damit meist nicht alle Keime sichtbar gemacht werden. Eine neue Methode, das Next Generation Sequencing (NGS), kann die gesamte Keimbesiedlung der Scheide und auch des Darms erkennen. Viele Labore bieten dieses Verfahren inzwischen an. Leider kostet diese Privatleistung zwischen 250 und 350 Euro. Jedoch kann dies auch im Hinblick auf Darmbeschwerden sehr nützlich sein.

Befruchtung von Ei- und Samenzellen im Reagenzglas, oder durch intracytoplasmatische Spermieninjektion (ICSI), bei der ein Spermium mittels Mikroinjektion direkt in die entnommene Eizelle gespritzt wird.

Während der Schwangerschaft können vaginale Infektionen zu anderen Organen oder Geweben aufsteigen und das ungeborene Kind gefährden. Dies kann im schlimmsten Fall zum Tod des Fötus führen. Bei der Geburt können Erreger zudem an das Neugeborene übertragen werden und so schwere Infektionen beim Säugling auslösen. Deswegen ist es wichtig, Keime, die eine bakterielle Infektion der Scheide auslösen können, vorab zu identifizieren und zu behandeln. Während der Schwangerschaft besteht für das Ungeborene zudem ein erhöhtes Infektionsrisiko durch Toxoplasmose- oder Listeriose-Erreger sowie durch Salmonellen.

Toxoplasmose

Toxoplasmose-Erreger trägt etwa ein Drittel der Menschen in sich. Die Infektion verläuft meist unbemerkt. Diese Parasiten können durch Tiere auf den Menschen übergehen, sind plazentagängig (das heißt, sie sind in der Lage, die Plazenta zu passieren und direkt zum Fötus zu gelangen) und werden bei einer Erstinfektion der Mutter während der Schwangerschaft direkt an den Fötus weitergegeben. Das Ungeborene kann schwer erkranken und es kann sogar zu Fehl- oder Totgeburten kommen. Wenn sich werdende Mütter schon vor der Schwangerschaft mit dem Parasiten infiziert haben, besteht kein Risiko für den Fötus. Testungen auf Toxoplasmose-Erreger werden Schwangeren in der Regel von der betreuenden gynäkologischen Praxis angeboten. Besondere Vorsicht ist beim Verzehr tierischer Nahrungsmittel geboten. Toxoplasmose-Erreger können in rohem oder nicht durchgegartem Fleisch, Rohwurst, Salami und rohem Schinken sowie rohem Fisch, Räucherfisch, Rohmilch und Rohmilchprodukten wie Weichkäse enthalten sein. Katzenbesitzer sollten darüber hinaus sensibilisiert sein, denn Toxoplasmose-

Erreger vermehren sich vor allem in katzenartigen Tieren, werden mit deren Kot ausgeschieden und gelangen so in die Umwelt und die Böden. Deswegen können auch unzureichend gewaschene Salate, Obst oder Gemüse Toxoplasmose übertragen. Bei der Gartenarbeit ist für Schwangere das Tragen von Handschuhen empfehlenswert.

Listeriose

Auch die Listeriose, eine bakterielle Infektion, wird hauptsächlich über Lebensmittel auf den Menschen übertragen. Listerien befinden sich ebenfalls in rohen tierischen Lebensmitteln, aber auch in vielen Produkten, die für den direkten Verzehr vorverpackt wurden, wie Fertiggerichte, Wraps oder Salate.

Schwangere sollten demnach vor allem rohe oder vorverpackte Lebensmittel sowie Salatbars in Supermärkten meiden. Fisch und Fleisch gilt es hinreichend zu erhitzen und Nahrungsmittel möglichst oft frisch zuzubereiten. Regelmäßiges Händewaschen sowie gründliches Waschen von Nahrungsmitteln und das Meiden des Kontakts mit Katzenkot sind geeignet, um sich vor den unerwünschten Erregern zu schützen. Schon 20-minütiges Erhitzen bei über 50 Grad tötet Toxoplasmose-Erreger ab. Bei Listerien sollte die Temperatur mindestens 2 Minuten lang bei über 70 Grad liegen. Es ist ratsam, Putz- und Spüllappen regelmäßig zu wechseln und auch Oberflächen der Küche nach der Zubereitung von Speisen gut zu reinigen.

Salmonellen

Um eine Salmonelleninfektion während der Schwangerschaft zu vermeiden, solltest du auf rohes Ei verzichten, das sich häufig in Brotaufstrichen oder Mayonnaise findet. Koche oder brate Eiweiß und Eigelb stets, bis sie fest sind.

Gönne dir natürliche Körperpflegeprodukte

Vielleicht wunderst du dich, dass in diesem Kapitel die Hautpflege angesprochen wird, aber unsere Haut nimmt als das größte Organ besonders viele Stoffe direkt aus der Umwelt auf. Insbesondere während der Schwangerschaft wird intensive Hautpflege empfohlen, um Dehnungsstreifen vorzubeugen oder Hautveränderungen durch die Hormonumstellung zu begegnen. Ich empfehle, vollständig auf natürliche Körperpflegeprodukte und Kosmetika zu setzen. Denn in konventionellen Produkten lauern schädliche Stoffe, die über deine Haut in den Körper und ebenso direkt zum Ungeborenen gelangen. Mikroplastik oder Schwermetalle sind in sehr vielen konventionellen Cremes, Shampoos, Spülungen und Kosmetikartikeln enthalten. Wer täglich Deos mit Aluminiumsalzen ver-

Schon gewusst?

Die wichtigsten Geschlechtshormone der Frau, Östrogen und Progesteron, sind bedeutend für Fruchtbarkeit und Schwangerschaft. Sie sollten in ausgeglichenem Verhältnis im Körper vertreten sein. Ein Ungleichgewicht führt zu Überschuss oder Mangel des jeweils anderen Hormons. Östrogendominanz kommt durch unsere Umwelteinflüsse häufiger vor. Zu viele Xenoöstrogene führen zu anhaltender Müdigkeit, Übergewicht, Schlaflosigkeit, Migräne, Angstzuständen und Depressionen, Menstruationsschmerzen, zum prämenstruellen Syndrom (PMS) oder polyzystischen Ovarialsyndrom (PCOS, S. 93). Östrogenüberschuss schränkt bei beiden Geschlechtern die Fruchtbarkeit ein und wird in Verbindung gebracht mit Brustkrebs bei Frauen und Prostatakrebs bei Männern. Übrigens: Nicht nur in gespritztem Obst und Gemüse, sondern auch in konventionellem Fleisch, Milchprodukten oder Eiern finden sich Xenoöstrogene, weil die Tiere meist mit billigem und Pestiziden belastetem Mais oder Soja gefüttert werden statt artgerecht mit Gras, Klee und Heu.

wendet, kommt allein dadurch schon auf 70 Prozent der tolerierbaren Höchstmenge an Aluminium. Besondere Vorsicht gilt auch bei Desinfektionsmitteln: Eine aktuelle Untersuchung mit fast 80.000 Mutter-Kind-Paaren aus Japan zeigt eine höhere Wahrscheinlichkeit dafür, dass die Kinder an Asthma oder Ekzemen leiden, wenn deren Mütter während der Schwangerschaft 1- bis 6-mal pro Woche ein Desinfektionsmittel verwendeten.

Zu den gefährlichen Stoffen in konventionellen Körperpflegeprodukten zählen außerdem Weichmacher, Formaldehyd, Paraffine, Mikroplastik, Silikone, Benzophenon, Mineralöle oder Parabene. Nachkommen von Müttern, die durch Kosmetikprodukte parabenbelastet waren, hatten während der Kindheit laut aktuellen Hinweisen der Mutter-Kind-Langzeitstudie LINA ein erhöhtes Risiko für Übergewicht.

Viele dieser gesundheitsschädigenden Stoffe ähneln unseren körpereigenen Östrogenen und sind hormonell wirksam. Zusammen mit den natürlich im Körper vorhandenen Östrogenen führen sie häufig zu einem Östrogenüberschuss. Man bezeichnet diese Stoffe auch als Xeno(Fremd)östrogene. Wenn du ausschließlich natürliche Körperpflegeprodukte verwendest, vermeidest du viele

Meine Erfahrung mit Zeolith

Nach Absetzen der Antibabypille und einer umfassenden Blut- und Mikronährstoffanalyse stellte ich fest, dass die Quecksilberwerte in meinem Blut leicht erhöht waren. Ich probierte es neben meiner ohnehin bereits entzündungsarmen Lebensweise mit einer zweimonatigen Kur mit Klinoptilolith-Zeolith. Ich bemerkte, dass ich mehr Energie entwickelte und mich im Alltag noch leistungsfähiger fühlte. Bei einer erneuten Blutanalyse waren die Quecksilberwerte tatsächlich niedriger. Auch Mitglieder meiner Familie und Freund*innen profitierten von einer Zeolith-Kur. In einem Fall wurde Müdigkeit von Leistungsfähigkeit abgelöst, in einem anderen verschwand Sodbrennen gänzlich.

MEIN TIPP: Achte beim Kauf von Zeolith oder anderen Chelatbildnern darauf, dass das Produkt natürlich und hochwertig ist sowie frei von sämtlichen Zusatzstoffen.

schädliche Substanzen und erhöhst deine Fruchtbarkeit. Zudem profitierst du auch während der Schwangerschaft von einem ausgeglichenen Hormonhaushalt und reduzierst typische Schwangerschaftsbeschwerden. In Drogeriemärkten gibt es mittlerweile ein breites Angebot an Naturkosmetik zu erschwinglichen Preisen.

TIPP: Barcodes scannen

Mithilfe spezieller Apps kannst du direkt beim Einkaufen den Barcode des Produkts scannen und bekommst sofort Informationen über riskante oder hormonell wirksame Inhaltsstoffe. Auch gibt es nützliche Websites, auf denen du sämtliche Lebensmittel auf Inhaltsstoffe überprüfen kannst. Mehr dazu im Anhang des Buches (S. 140).

Entgiftung vor der Schwangerschaft

Viele Entgiftungs- oder »Detox«-Produkte, die vermehrt in Drogerien und Apotheken erhältlich sind, versprechen, Giftstoffe und auch Metallbelastungen im Körper zu reduzieren. Doch was funktioniert tatsächlich?

Unser Körper leitet auf natürliche Weise über die Nieren mit dem Urin, über den Darm mit dem Stuhlgang sowie über die Haut Giftstoffe aus. Jedoch sind unsere Entgiftungsorgane, allen voran die Leber, wegen der häufig hohen Belastung mit schädlichen Umwelt- und Nahrungseinflüssen inzwischen schlichtweg überlastet. Also lagern sich all die Stoffe in unseren Zellen an und entfalten ihre schädigende Wirkung.

Wie entgiften?

Viele Lebensmittel sind jedoch in der Lage, eine Ausleitung von Giftstoffen und einigen Metallen zu unterstützen oder solche Substanzen unschädlich zu machen. Indem du viel stilles Wasser, Kräutertees oder selbst gemachte grüne Gemüse- und Kräutersäfte mit hochwertigen, antientzündlichen Zutaten und aus biologischem Anbau zu dir nimmst, hilfst du den Ausleitungsorganen bei der natürlichen Entgiftung. Entgiftungsfördernde Lebensmittel sind zum Beispiel Alfalfa, Ackerschachtelhalm, Artischocke, Brennnessel, Bärlauch, Fenchel, Ingwer, Knoblauch, Koriander, Kurkuma, Löwenzahn, Pfefferminze, Wacholderbeeren oder Zitrusfrüchte.

Auch Sport und Basenbäder, die Reduzierung der elektromagnetischen Strahlung durch Mobilgeräte, gezielte Darmpflege oder regelmäßige Fastenzeiten sind unterstützende, natürliche Entgiftungsmaßnahmen auf dem Weg zum Wunschkind. Der mit dem Fasten verbundene Fettabbau und die Verbesserung der Hormonbalance steigern die Fruchtbarkeit bei beiden Geschlechtern. Zudem wirken einige Mikronährstoffe entgiftend. Beispielsweise ist Selen in der Lage, Schwermetalle an sich zu binden und auszuleiten.

Überdies können Chelatbildner zum Einsatz kommen, die Gifte im Körper wie ein Schwamm an sich binden und über Urin oder Stuhlgang ausscheiden. Zu den natürlichen Chelatbildnern gehören Heilerden, Zeolith oder die Mikroalge Chlorella. Zahlreiche Studien belegen, dass Zeolith als begleitende Behandlung diverser Krankheitsbilder erfolgreich war. Jedoch besteht es selbst aus einer Gitterstruktur aus Silizium und Aluminium. Noch ist nicht bekannt, ob die enthaltenen Aluminiumbestandteile auch vollständig wieder aus dem Körper ausgeschieden werden. Aus diesem Grund gibt es immer wieder Kritik an Zeolith.

Eine für Zeolith-Kritiker sehr gute Alternative ist die Entgiftung mit Bio-Chlorella. Diese hat 2 Vorteile: Erstens bindet Chlorella die Giftstoffe an sich und verhindert als natürlicher Chelatierer so, dass Giftstoffe durch einen möglicherweise angegriffenen Darm wieder zurück ins Blut und somit erneut zur Leber transportiert werden. Zweitens besitzt Chlorella mit allen 8 essenziellen Aminosäuren bis zu 60 Prozent hochwertiges pflanzliches Protein und enthält zahlreiche Mikronährstoffe, vor allem reichlich Vitamin B_{12}, Zink und Eisen. Somit ist es insbesondere für Menschen geeignet, die sich vegetarisch oder vegan ernähren. Chlorella wirkt immununterstützend, zeigt positive Wirkungen bei Stoffwechsel- und Herz-Kreislauf-Erkrankungen und ist in der Lage, sämtliche Giftstoffe und schädliche Bakterien auf dem Weg durch unseren Darm aufzunehmen, die dann mit dem Stuhl ausgeschieden werden. Die Mikroalge kann nicht nur zur Entgiftung bei der Schwangerschaftsplanung für Frau und Mann, sondern vor allem während der Schwangerschaft empfohlen werden. Eine japanische Studie belegt, dass mit der Einnahme von Chlorella während der Schwangerschaft nachweislich weniger Schadstoffe zum Fötus gelangen. Konkret war die Dioxinbelastung im Blut, im Fettgewebe, in der Plazenta und im Nabelschnurblut durch die Chlorella-Einnahme deutlich reduziert. Dies wurde zuvor auch schon in einigen Tierstudien bewiesen.

Die Dosierung für eine sanfte Entgiftung von Schadstoffen wie PCBs, Dioxinen und Schwermetallen sollte je nach Körpergewicht bei 3 bis 10 g Chlorella täglich liegen. Es ist ratsam, mit einer niedrigen Dosierung von 3 bis 4 g zu beginnen und die Menge kontinuierlich zu steigern. Bei starker Schadstoffbelastung können auch höhere Dosen verwendet werden. Dies ist jedoch mit den behandelnden Ärzt*innen zu besprechen.

Liegt ein durchlässiger Darm oder eine Stoffwechselstörung vor, muss zwingend diese Störung behandelt werden, bevor entgiftet wird. Eine Entgiftung sollte grundsätzlich vor der Schwangerschaft stattfinden, denn dein Organismus benötigt viel Energie für diese Reinigungsprozesse. Außerdem unterscheiden Chelatbildner nicht zwischen Vitalstoffen und Giftstoffen, sodass leider auch immer reichlich Mikronährstoffe ausgeschieden werden. Deswegen sollten Paare mit Kinderwunsch mit Beginn einer Lebensstilveränderung auch eine Mikronährstoffanalyse durchführen lassen und unbedingt die Depots an Vitalstoffen auffüllen, bevor entgiftet wird. Ein Mangel an Vitalstoffen bei dem Mann oder der Frau kann zum einen die Befruchtung verhindern. Zum anderen steigt dadurch das Risiko für Entwicklungsdefizite beim Ungeborenen während der Schwangerschaft.

Wenn du und dein Partner eine Schwangerschaft plant, solltet ihr eure Körper entgiften und euch gleichzeitig gesund ernähren. Ihr rechnet am besten dafür ausreichend Zeit ein, denn der Körper benötigt mindestens ein halbes Jahr, um die Giftstoffbelastung auf natürliche Weise zu reduzieren.

Makronährstoffe & Gewichtsentwicklung

Im folgenden Kapitel werden die Makronährstoffe unserer Nahrung genauer betrachtet. Wie viel brauchst du während Kinderwunsch und Schwangerschaft davon?

Makronährstoffe sind Kohlenhydrate, Fette und Eiweiße. Wie viele davon vor und während der Schwangerschaft benötigt werden, hängt vor allem vom individuellen Bewegungspensum ab. Zudem spielt auf dem Weg zum Wunschkind sowohl das Körpergewicht der Frau als auch das des Mannes eine entscheidende Rolle. Leider steigt die Zahl von übergewichtigen und adipösen Schwangeren. Welche Risiken durch Abweichungen vom Normalgewicht entstehen können und welchen Einfluss unsere Hormone haben, erklärt dieses Kapitel.

Nötige Zufuhr von Makronährstoffen

Die Empfehlungen zur Aufnahme von Makronährstoffen sind je nach Quelle sehr unterschiedlich. Fest steht jedoch, dass wir essen müssen, um unser Gewicht zu halten. Je bewegter wir unseren Alltag gestalten, desto mehr Energie benötigen wir. Oft ist unser Alltag aber leider eher unbewegt. Außerdem reduzieren viele Schwangere früh ihr Bewegungspensum aus Angst, mit falschen Bewegungen dem Fötus zu schaden. Inaktivität führt aber gerade zu mehr Appetit oder sogar Heißhunger und in der Folge zu deutlicher Gewichtszunahme in der Frühschwangerschaft.

Um Risiken durch Übergewicht vor und während der Schwangerschaft zu vermeiden, ist regelmäßige Bewegung ratsam. Zudem sollte die Aufnahme von Kohlenhydraten, Proteinen und Fetten an das tägliche Bewegungspensum angepasst werden.

Kohlenhydrate

Die einfachsten Formen der Kohlenhydrate sind die 3 Zuckerarten Fructose (Fruchtzucker), Saccharose (Kristall- oder Haushaltszucker) und Glucose (Traubenzucker, S. 14). Glucose ist der von unseren Zellen bevorzugte »Brennstoff«, um Energie zu produzieren. Einige Zellen sind sogar auf Glucose als einzige Nahrungsquelle angewiesen, zum Beispiel Gehirnzellen, rote Blutkörperchen, Nervenzellen oder die Muskelzellen für intensive körperliche Anstrengung.

Eine weitere Form der Kohlenhydrate ist Stärke, auch komplexe Kohlenhydrate oder Mehrfachzucker genannt, da sie aus längeren Zuckerketten besteht. Stärke ist vor allem in Vollkornprodukten, Reis oder Kartoffeln enthalten. Stärkehaltige Nahrungsmittel enthalten Ballaststoffe (Nahrungsfasern), die ebenfalls zu den Kohlenhydraten gezählt werden. Alle pflanzlichen Bestandteile, die unseren Körper unverdaut wieder verlassen, sind Ballaststoffe. Sie gelten als besonders gesund, weil sie zum einen den Darm anregen und so das Risiko für Verstopfung oder Hämorrhoiden während der Schwangerschaft verringern. Zum anderen haben sie eine Reinigungsfunktion, denn sie nehmen auf ihrem Weg durch den Darmtrakt schädliche Substanzen mit, die dann mit ihnen ausgeschieden werden. Ausreichend Ballaststoffe sollten vor und während einer Schwangerschaft täglich aufgenommen werden. Die optimale Tagesmenge liegt bei etwa 30 bis 40 g. Wenn du zuvor nie ballaststoffreich gegessen hast, gewöhne deinen Körper Schritt für Schritt daran und beginne zunächst mit kleineren Ballaststoffmengen. Die Tabelle »Ballaststoffgehalt ausgewählter Lebensmittel« (oben) zeigt dir Beispiele für besonders ballaststoffhaltige Lebensmittel.

Ballaststoffgehalt ausgewählter Lebensmittel (Werte gerundet)

Lebensmittel	Menge	Ballaststoffmenge
Schwarzwurzeln	100 g	18 g
Topinambur	100 g	13 g
Artischocken	100 g	11 g
Amarant	100 g	10 g
Flohsamenschalen	2 EL	10 g
Chiasamen	2 EL	8 g
Leinsamen	2 EL	7 g
kernige Haferflocken	4 EL	4 g
Kokosraspel	1 EL	2 g
Macadamianüsse	25 g	2 g

Die richtige Wahl treffen

Problematisch ist, dass schnell verfügbare Kohlenhydrate heute oft aus stark raffinierten Weißmehlprodukten und zugesetztem Haushaltszucker bestehen. Sie enthalten sehr wenig bis keine

Ballaststoffe, aber viel Energie und Fructose. Zu große Mengen an Fructose fördern nicht nur Übergewicht und Adipositas, sondern begünstigen auch die Darmdurchlässigkeit, Leberverfettung, Bluthochdruck sowie Zucker- und Fettstoffwechselstörungen. Zuckerhaltige Nahrungsmittel lassen den Blutzuckerspiegel besonders schnell ansteigen, worauf typischerweise ein besonders starkes Blutzuckertief folgt. Diese starken Schwankungen führen beispielsweise zu Müdigkeit oder Kopfschmerzen. Die Aufnahme von ballaststoffreichen oder stärkehaltigen und komplexen Kohlenhydraten hingegen hat einen ausgeglichenen Blutzuckerspiegel zur Folge.

So viele Kohlenhydrate brauchst du

Laut Messungen verbraucht der Körper an einem Tag mit geringer körperlicher Aktivität durchschnittlich etwa 640 kcal Glucose. Vor einer Schwangerschaft und auch während der ersten 4 bis 5 Schwangerschaftsmonate, in denen noch kein Kalorienmehrbedarf besteht, weil der Fötus noch recht klein ist, sollte also etwa diese Menge an glucosereichen Stärken zugeführt werden. Dies gelingt besonders gut mit Kartoffeln, Süßkartoffeln, Natur- oder Wildreis, Taro oder glutenfreiem Vollkorngetreide. Hinzu kommen etwa 500 bis 600 kcal in Form von reichlich Gemüse, Salaten, Kräutern sowie 2 bis 3 Portionen Obst. Diese Kohlenhydrate liefern vor allem wichtige Ballast- und Vitalstoffe.

Insgesamt macht der Anteil an Kohlenhydraten je nach Größe und Gewicht etwa 1100 bis 1300 kcal aus. Für eine 65 kg schwere und 1,70 m große Frau beträgt der tägliche Energiebedarf, insofern keine sportlichen Aktivitäten hinzukommen, beispielsweise etwa 2200 kcal. Somit sollte die tägliche Kohlenhydratzufuhr bei etwa 50 bis 60 Prozent der zugeführten Gesamtenergie liegen.

Proteine

Proteine machen ein Fünftel unseres Körpergewichts aus und sind Grundbausteine des menschlichen Organismus. Sie setzen sich aus langen Ketten verschiedener Aminosäuren zusammen. Diese Ketten aus proteinhaltiger Nahrung werden im Darm zerlegt und die Aminosäuren in die Zellen transportiert, in denen sie benötigt werden. Man unterscheidet dabei zwischen sogenannten essenziellen, semi-essenziellen und nicht essenziellen Aminosäuren. Erstere müssen mit der Nahrung zugeführt werden, weil der Körper sie nicht selbst herstellen kann. Semi-essenzielle und nicht essenzielle Aminosäuren kann der Organismus dagegen zum Teil oder komplett selbst herstellen.

So viel Protein brauchst du

Proteine sind während der Schwangerschaft besonders wichtig, da sie für das Wachstum von Gewebe unerlässlich sind.

Es kommt, wie so oft, auf die richtige Dosierung an, denn ein Überschuss an Proteinen kann vom Körper nicht gespeichert werden. Ein solcher wird entweder zur Energiegewinnung bei zusätzlicher Bewegung verwendet oder in Glucose umgewandelt. Dabei wird Stickstoff freigesetzt, der giftiges Ammoniak bildet. Dieses wird zwar in Harnstoff verwandelt und über die Nieren ausgeschieden, wenn allerdings so viel Protein aufgenommen wird, dass der Körper es nicht mehr schafft, den anfallenden Ammoniak zu Harnstoff umzubauen, kann es zu einer Ammoniaktoxizität kommen. Dies geschieht ab einer täglichen Proteinaufnahme von über 30 Prozent der Gesamtkalorien oder von etwa 600 kcal. Darüber hinaus werden mit überschüssigem Protein auch wichtige Mineralstoffe ausgeschwemmt. Dies kann einen Mangel an bestimmten Mikronährstoffen bei der Mutter und beim Fötus zur Folge haben.

Proteinmangel führt dagegen zu einer Beeinträchtigung vieler Organe, vor allem der Nieren, fördert die Darmdurchlässigkeit und schwächt die Immunfunktion. Dies bewirkt wiederum eine höhere Infektanfälligkeit, was vor allem bei bestehendem Kinderwunsch und während der Schwangerschaft unbedingt vermieden werden sollte.

Es gilt also, die individuell optimale Proteinmenge zuzuführen. Die allgemeine Empfehlung der DGE liegt bei täglich 0,8 g Protein pro kg Körpergewicht für Erwachsene unter 65 Jahren. Eine Frau mit einem Körpergewicht von 65 kg kommt somit auf einen täglichen Bedarf an Nahrungsprotein von 52 g. Dies entspricht etwa 213 kcal, da 1 g Protein 4,1 kcal enthält. Wenn wir erneut das Beispiel der 65 kg schweren Frau mit einem Gesamtenergiebedarf von etwa 2200 kcal täglich heranziehen, ergibt sich somit eine tägliche Proteinzufuhr von 10 Prozent des täglichen Energiebedarfs. Für Schwangere im 2. Trimenon steigt der Bedarf auf 0,9 g und im 3. Trimenon nochmals auf 1 g Protein pro kg Körpergewicht. Wiegt die gleiche Frau also im 3. Trimester etwa 75 kg, steigt ihr Gesamtenergiebedarf auf etwa 2400 kcal und somit ihr täglicher Proteinbedarf auf etwa 12 bis 13 Prozent. Sportlerinnen

Proteingehalt ausgewählter Lebensmittel

pflanzliche Proteinquellen	Proteingehalt je 100 g	tierische Proteinquellen	Proteingehalt je 100 g
Kürbiskerne	37 g	Lamm	25 g
Steinpilze, getrocknet	32 g	Garnelen	20 g
Hanfsamen, geschält	30 g	Huhn	20 g
Leinsamen	21 g	Hering	18 g
Kokosmehl	19 g	Rind	20 g
Tofu	15 g	Lachs	19 g
Amarant	15 g	Ei	12 g

haben sogar einen noch höheren Bedarf. Die optimale Gesamtproteinzufuhr sollte also je nach Körpergewicht und Bewegungspensum bei 10 bis 15 Prozent der Gesamtkalorien liegen. Die Tabelle »Proteingehalt ausgewählter Lebensmittel« (S. 42) zeigt den Gehalt an Nahrungsprotein einiger tierischer und pflanzlicher proteinreicher Lebensmittel.

Welche Proteinquellen wählen?

Lebensmittel, die alle essenziellen Aminosäuren enthalten, gelten als vollständiges Protein. Proteine in Fisch, Fleisch und Eiern sind vollständige Proteine. Pflanzlichen Proteinen dagegen fehlen häufig bestimmte Aminosäuren. Wenn man allerdings verschiedene pflanzliche Proteine miteinander kombiniert, kann eine fehlende Aminosäure mithilfe eines weiteren pflanzlichen Nahrungsmittels, das diese enthält, ergänzt werden. Sinnvoll ist beispielsweise die Kombination von Getreide und Gemüse, wie Haferflocken mit Obst oder Reis mit Gemüse. So kann auch ohne tierische Lebensmittel die optimale Proteinzufuhr erreicht werden.

Fette

Im Vergleich zu Kohlenhydraten und Proteinen liefert 1 g Fett mit 9,3 kcal mehr als doppelt so viel Energie. Fette dienen aber nicht nur zur Energiegewinnung. Sie schützen uns auch vor Kälte, halten unsere Zellwände gesund und sind beteiligt an der Hormonproduktion. Fette sind darüber hinaus unerlässlich für die Blutbildung bei der Empfängnis, für das Wachstum der Plazenta sowie für die Entwicklung des Gehirns und des Nervensystems des Fötus.

Schon gewusst?

Die Magermasse unseres Körpers besteht zu fast 50 Prozent aus gesättigten und einfach ungesättigten Fetten. Sie sind die bevorzugte Energiequelle für unsere Mitochondrien. Unser Körper hat dafür eine enorme Speicherkapazität von etwa 15 kg. Ein Großteil steckt in der Muskulatur. Deswegen fördern fettreiche Diäten auch die Muskelerhaltung und den Muskelaufbau. Sie sorgen dafür, dass Menschen länger in einer negativen Kalorienbalance bleiben. Glucose können wir dagegen als Glykogen nur in sehr geringen Mengen speichern, etwa 70 bis 100 g in der Leber und 300 bis 500 g in der Muskulatur.

Welche Fettarten gibt es?

Man unterscheidet zwischen gesättigten Fetten, die zum Beispiel in Kokosöl oder Butter vorkommen, einfach ungesättigten Fetten, zum Beispiel in Olivenöl, und mehrfach ungesättigten Fetten, die

Schon gewusst?

Oxidation bedeutet, dass die Fettsäuren mit Sauerstoff reagieren und zerfallen. Dabei entstehen schädigende Zwischenprodukte, sogenannte freie Radikale. Diese verursachen in den Zellen oxidativen Stress. Ist der Organismus oxidativem Stress ausgesetzt, überwiegen freie Radikale gegenüber Radikalfängern wie Antioxidantien. Oxidativer Stress beschreibt also einen Zustand, der das Gewebe schädigt und zerstört.

vor allem in Nüssen, Samen und Pflanzenölen enthalten sind. Gesättigte und einfach ungesättigte Fettsäuren sind mit 75 bis 80 Prozent am häufigsten in unseren Zellen vertreten und stellen somit die wichtigsten Strukturgeber im menschlichen Körper dar. Sie fördern den Muskelaufbau und sind grundsätzlich strukturell stabiler gegen Oxidation als ungesättigte Fettsäuren und für den Körper auch dann noch gesund, wenn sie in größeren Mengen aufgenommen werden.

Gesättigte Fettsäuren verbessern zudem unser Fettprofil im Blut, indem sie den High-Density-Lipoprotein-Spiegel (HDL-Spiegel) erhöhen und Low-Density-Lipoprotein-Partikel (LDL-Partikel) größer und elastischer machen, die infolgedessen nicht so leicht oxidieren.

LDL-Cholesterin transportiert Blutfette von der Leber zu den Organen. Wenn aber zu viel Blutfett vorhanden ist, lagert es sich mit der Zeit an Gefäßen an und verengt diese. HDL-Cholesterin hingegen transportiert das überschüssige Blutfett zurück zur Leber, wodurch die Gefäße weniger verkalken.

Unter Ernährungswissenschaftler*innen werden die Stimmen für die gesättigten Fette immer lauter. Eine ganze Zeit lang standen sie im Verdacht, die Cholesterinwerte und die Blutfettwerte zu erhöhen, jedoch gibt es hierfür kaum wissenschaftliche Beweise. Die DGE empfiehlt bislang, täglich nicht mehr als 10 Prozent der Gesamtenergie an gesättigten Fettsäuren zu konsumieren, um Herz-Kreislauf-Erkrankungen vorzubeugen. Die meisten bislang existierenden Studien zeigen aber keinen Zusammenhang zwischen dem Konsum gesättigter Fette und einem erhöhten Risiko für Herz-Kreislauf-Erkrankungen.

Das Verhältnis zwischen Omega 3 und 6

Unser Körper kann fast alle nötigen Fette selbst herstellen. Nur die mehrfach ungesättigten Omega-6- und Omega-3-Fettsäuren müssen mit der Nahrung zugeführt werden. Sie tragen unter anderem zum Aufbau der Zellwände von Ei- und Spermienzellen bei. Omega-6-Fettsäuren erkennen zwar Infektionen, fördern aber auch Entzündungen im Körper, während

Omega-3-zu-6-Bilanzen ausgewählter Lebensmittel (Werte gerundet)

gute Omega-3-zu-6-Bilanz		schlechte Omega-3-zu-6-Bilanz	
Hering	12:1	Sonnenblumenkerne	1:637
Sardine	10:1	Sonnenblumenöl	1:282
Macadamianüsse	1:2	Sesam	1:279
Walnüsse	1:4	Distelöl	1:160
Leinsamen & Leinöl	4:1	Margarine	1:7
Chiasamen	3:1	Paranüsse	1:470
Hanfsamen & Hanföl	1:3	Kürbiskernöl	1:103
Brokkoli	4:1	Maiskeimöl	1:58
Blumenkohl	4:1	Hähnchenbrust	1:14

Omega-3-Fettsäuren diese Entzündungen aufspüren und unterdrücken. Wir benötigen also beide Fettsäuren in einem ausgewogenen Verhältnis zueinander, um Angriffe von Krankheitserregern abwehren zu können. Das durchschnittliche Omega-3-zu-6-Verhältnis der Bevölkerung liegt allerdings bei 1:15. Das heißt, wir nehmen etwa 15-mal mehr entzündungsförderndes Fett auf als entzündungshemmendes. Wünschenswert wäre hier ein Verhältnis von 1:2. Als Orientierungshilfe zur Lebensmittelwahl dient die Tabelle »Omega-3-zu-6-Bilanz ausgewählter Lebensmittel«. Mehr zum Thema Omega-3-Fettsäuren erfährst du später im Buch (S. 79).

Welche Fettquellen wählen?

Diverse Kräuter und Salate haben eine gute Omega-3-zu-6-Bilanz. Olivenöl liegt zwar bei 1:10, Hauptbestandteil des Öls ist aber die einfach ungesättigte Omega-9-Fettsäure, eine wertvolle Ölsäure. Sie ist reich an sekundären Pflanzenstoffen und wirkt oxidativem Stress entgegen. Auch Mandeln bestehen zum größten Teil aus Ölsäure und strotzen zudem vor Vitalstoffen. Olivenöl und Mandeln sollten deswegen trotz schlechterer Omega-3-zu-6-Verhältnisse unbedingt Teil der Ernährung sein.

Pflanzenöle wie Sonnenblumen-, Maiskeim-, Soja- oder Distelöl bestehen überwiegend aus Omega-6-Fettsäuren und sollten im Sinne einer entzündungshemmenden Ernährung bei Kinderwunsch und während der Schwangerschaft so selten wie möglich konsumiert werden. Das gilt auch für Rapsöl, das aufgrund seines scheinbar guten Omega-3-zu-6-Verhältnisses von 1:2 weltweit als gesundheitsförderndes Pflanzenöl vermarktet wird. Bei dem vermeintlichen Anteil an Omega-3-Fettsäuren handelt es sich aber lediglich um die pflanzliche Omega-3-Fettsäure Alpha-Linolensäure. Diese kann der Körper nur zu etwa

5 Prozent in die so wichtigen marinen Omega-3-Fettsäuren Eicosapentaensäure (EPA) und Docosahexaensäure (DHA) umwandeln. Rapsöl wird damit zu Unrecht als besonders Omega-3-haltig angepriesen. Weiterhin enthalten handelsübliche Rapsöle Erucasäure, strukturell betrachtet ebenfalls eine Ölsäure, die aber schon 2018 vom BfR als gesundheitsschädigend eingestuft wurde. Konkret schadet sie die Herzgesundheit, da sie zur Verfettung des Herzens beiträgt. Mäuse entwickelten in Studien Herzprobleme, nachdem sie mit Rapsöl mit einem geringen Gehalt an Erucasäure gefüttert worden waren. Bei einem Verzehr von Rapsöl von über 10 Prozent der Gesamtkalorien konnten im Tierversuch geringere Geburtenraten sowie Verhaltensänderungen und Leberschäden der Nachkommen nachgewiesen werden. Die EFSA stuft Rapsöl zudem als möglicherweise herzschädigend für Kinder ein. Nachdem man zu viel Erucasäure in Kindernahrung fand, wurden Empfehlungen für Höchstgehalte an Erucasäure in Lebensmitteln überarbeitet und nach unten korrigiert.

Raps wurde bis heute so stark durch Züchtung verändert, dass sein Öl einen angenehmen Geschmack bekam und nun sogar als gesundheitsfördernd und besonders hitzestabil verkauft wird, zum Beispiel in Form von »High oleic low linolenic«-Rapsöl. Fakt ist jedoch, dass die Fettsäuren von kaltgepresstem Rapsöl ab etwa 140 Grad zu gefährlichen Verbindungen aufbrechen. Beim scharfen Anbraten von Fleisch steigt die Temperatur oft auf über 200 Grad. Des Weiteren wird Raps fast überall mit Pflanzenschutzmitteln wie Glyphosat behandelt und wirkt laut Studien am Menschen stark allergen. Leider finden wir Rapsöl heute in zahlreichen Milchersatzprodukten, Müsliriegeln oder Backwaren und in Babynahrung.

Zum Braten oder Kochen bei Temperaturen über 130 Grad sind Pflanzenöle wie Sonnenblumen-, Raps-, Maiskeim- oder Distelöl zu vermeiden. Dagegen sind gesättigte oder einfach ungesättigte Fette empfehlenswert, deren Fettsäuren auch bei diesen hohen Temperaturen stabil bleiben. Kalt gepresstes Olivenöl kann bei einer Brattemperatur von bis zu 180 Grad verwendet werden. Bei höheren Temperaturen solltest du mit Kokosfett, Butterschmalz oder Ghee braten.

Transfette meiden

Mehrfach ungesättigte Fette sind besonders instabil und anfällig für Oxidation (S. 44). Bei sehr hohen Temperaturen und durch industrielle Verfahren wie Fetthärtung können so aus mehrfach ungesättigten Fettsäuren schnell gefährliche Transfette werden. Sie erhöhen das Risiko für Herz-Kreislauf-Erkrankungen und Krebs, wenn sie in größeren Mengen konsumiert werden. Leider bedient sich die Lebensmittelindustrie bei vielen Produkten der Härtung von Pflanzenfetten, um die Lebensmittel länger haltbar zu machen. Und leider müssen Produkte mit Transfetten in Deutschland bisher nicht gekennzeichnet werden. Du kannst Transfette aber enttarnen: Entdeckst du auf der Produktverpackung Beschreibungen wie »enthält gehärtetes Fett« oder »pflanzliches Fett, zum Teil gehärtet«, handelt es sich eindeutig um entzündungsfördernde Transfette. Auf Fast Food, Süßigkeiten sowie insgesamt auf stark verarbeitete Produkte sollte vor und während der Schwangerschaft möglichst vollständig verzichtet werden, denn in Burgern, Pommes, Croissants, Berlinern und Co. stecken besonders viele Transfette.

So viel Fett brauchst du

Gesunde gesättigte und einfach ungesättigte Fette sowie ausreichend Omega-3-Fettsäuren für eine möglichst ausgeglichene Omega-3-zu-6-Bilanz sollten von Männern und Frauen gleichermaßen bei Kinderwunsch und auch von Schwangeren täglich zugeführt werden. Der Anteil der gesunden Fette sollte 30 bis 35 Prozent der täglichen Gesamtenergie ausmachen.

Einfluss der Bewegung

Für die optimale Aufnahme der Makronährstoffe spielt die Bewegung eine besonders wichtige Rolle. Bei sportlicher Betätigung oder einem sehr bewegten Alltag steigt natürlich der Gesamtenergieverbrauch und demnach der Bedarf an Kohlenhydraten, Proteinen und Fetten proportional an. Gestalte also die Aufnahme der Makronährstoffe nach deinem täglichen Bewegungspensum flexibel. Die Tabelle »Kalorienverbrauch bei sportlicher Betätigung« zeigt den Verbrauch und somit Mehrbedarf an Kalorien bei verschiedenen sportlichen Aktivitäten für eine 65 kg schwere Frau.

Kalorienverbrauch bei sportlicher Betätigung

Sportart	Kalorienverbrauch in 30 Minuten
Laufen (8 km/h)	ca. 220 kcal
Laufen (12 km/h)	ca. 360 kcal
Radfahren (15 km/h)	ca. 180 kcal
Radfahren (25 km/h)	ca. 290 kcal
Brustschwimmen	ca. 240 kcal
Wandern, bergauf (6 km/h)	ca. 200 kcal
Wassergymnastik	ca. 220 kcal
Walking (6 km/h)	ca. 180 kcal
Spazierengehen (4 km/h)	ca. 80 kcal

Da es kaum möglich und unheimlich stressig ist, täglich genau zu berechnen, wie viele Kohlenhydrate, Proteine und Fette aufgenommen werden müssen, empfiehlt sich das genaue Kalorienzählen meines Erachtens nicht. Paare mit Kinderwunsch und Schwangere sollten vorrangig auf eine ausgewogene und vielfältige Ernährung und tägliche Bewegung achten. Verschiedene Apps können helfen, die Aufnahme von Kohlenhydraten, Fetten und Proteinen zu überblicken. Empfehlungen findest du im Anhang des Buches (S. 140).

Eine gesunde Gewichtsentwicklung

Etwa ein Drittel der Frauen im gebärfähigen Alter in Deutschland ist übergewichtig oder adipös und 4,5 Prozent sind untergewichtig. Beides kann den Schwangerschaftsverlauf und die Gesundheit des Kindes negativ beeinflussen. Grundlage für die Bestimmung von Untergewicht, Normalgewicht oder Übergewicht bildet oft der Body-Mass-Index (BMI). Zur Berechnung teilst du dein Körpergewicht in Kilogramm durch deine Körpergröße in Metern zum Quadrat. Als untergewichtig gelten Personen mit einem BMI von unter 18,5, Normalgewicht geht mit einem BMI von 18,5 bis 24,9 einher. Übergewicht beginnt ab einem BMI von 25. Bei einem BMI von 25 bis 29,9 spricht man bereits von einer beginnenden Adipositas oder Präadipositas. Unter Adipositas versteht man ein zu hohes Körpergewicht mit einem Körperfettanteil, der über das Normalmaß hinausgeht. Man unterscheidet 3 Schweregrade der Adipositas. Adipositas Grad I geht mit einem BMI von 30 bis 34,9 einher, Adipositas Grad II mit einem BMI von 35 bis 39,9 und Adipositas Grad III beschreibt einen BMI von 40 oder mehr.

Bereits vor der Empfängnis spielt das Körpergewicht der Frau, und nach neueren Erkenntnissen auch das des Mannes, eine zentrale Rolle, aber natürlich auch während der Schwangerschaft:

- Bereits ab einem BMI von 26 reduziert sich die Chance, innerhalb eines Jahres schwanger zu werden.
- Adipositas wird mit vermehrten Zyklusstörungen und einer geringeren Fruchtbarkeit assoziiert.
- Bei künstlicher Befruchtung sinkt die Schwangerschaftsrate mit einem steigenden BMI.
- Fettgewebe ist Entzündungsgewebe und führt zu oxidativem Stress in den Zellen (S. 44), der die Mitochondrienfunktion in Ei- und Spermienzellen schwächt.
- Übergewicht und Adipositas schränken beim Mann die Spermienqualität, -beweglichkeit und -anzahl ein.
- Anscheinend besteht auch ein Zusammenhang zwischen dem väterlichen BMI mit dem BMI, der Fettverteilung und dem Blutdruck der Kinder.
- Gegenüber normalgewichtigen Frauen steigt bei übergewichtigen Frauen das Risiko für Frühgeburten, für erhöhtes Geburtsgewicht, für Bluthochdruck beim Kind und sogar für den Tod des Fötus während der 2. Schwangerschaftshälfte.
- Adipositas ist mit einer erhöhten Fehlgeburtenrate und insgesamt mit

Schon gewusst?

Von Low-Carb- oder Low-Fat-Diäten zur Gewichtsreduktion vor der Schwangerschaft ist unbedingt abzuraten. Dies hat mehrere Gründe:
Auf eine plötzlich sehr geringe Kohlenhydratmenge bei einer Low-Carb-Diät schüttet die Bauchspeicheldrüse mehr Insulin aus. Die Folge sind starke Blutzuckerschwankungen.
Weiterhin besteht bei beiden Diätformen akute Gefahr für Mikronährstoffmängel, da täglich über einen längeren Zeitraum deutlich weniger Gesamtkalorien konsumiert werden. Wenn dem Körper in dieser Zeit die benötigten Nährstoffe ausgehen, verlangt das Gehirn nach mehr Nahrung. Die Folge: Appetit und (Heiß-)Hunger steigen. Werden dann statt des fehlenden Nährstoffs vitalstoffarme, energiereiche Lebensmittel wie Fertigprodukte, Zucker oder übermäßig viele Getreideprodukte aufgenommen, bleibt das Nährstoffdepot leer und das Hungergefühl sowie das Körpergewicht steigen weiter.

einer erhöhten Wahrscheinlichkeit von Erkrankungen des Herzens und der Atmungsorgane bei der Mutter während der Schwangerschaft verbunden.
- Adipositas der Mutter verringert die Chance auf eine vaginale Entbindung und geht mit einer häufigeren Kaiserschnittrate einher.
- Je ausgeprägter die Adipositas, desto höher das Risiko für schwere angeborene Fehlbildungen wie Neuralrohrdefekte (ein »offener Rücken«) oder Fehlbildungen an Herz, Darm, Augen oder Gehirn des Ungeborenen.
- Adipositas der Mutter stört die Hormonlage und führt häufig zu Übergewicht oder Adipositas des Nachwuchses im Kindes- und Jugendalter.
- Untergewicht der Mutter führt zu Nährstoffmängeln und kann somit nicht nur die Fruchtbarkeit, sondern auch die Entwicklung des Fötus beeinträchtigen.

In Studien zeigte sich, dass eine Gewichtsabnahme einer übergewichtigen Frau von nur 5 Prozent die Wahrscheinlichkeit einer Schwangerschaft signifikant erhöht. Eine 10-prozentige Gewichtsveränderung vor der Schwangerschaft kann zudem eine 10-prozentige Risikoverringerung für Bluthochdruck, Präeklampsie (S. 15) und Schwangerschaftsdiabetes bei der Mutter bewirken. Frauen wird deshalb dringend geraten, bereits vor der Schwangerschaft ein Normalgewicht zu erreichen. Denn während der Schwangerschaft sollten aufgrund des drohenden Nährstoffmangels weder

Gewichtsexperimente noch Reduktionsdiäten durchgeführt werden.

Auch eine zu starke Gewichtszunahme während der Schwangerschaft fördert die bereits genannten Risiken. Leider kommt es bei mehr als einem Drittel der Schwangeren zu übermäßiger Gewichtszunahme. Obwohl erst in den letzten Monaten der Schwangerschaft ein tatsächlicher Mehrbedarf von bis zu 10 Prozent der Gesamtenergie besteht, bringen viele Schwangere schon in den ersten Schwangerschaftsmonaten zu viele Kilos auf die Waage. Eine häufige Ursache ist Bewegungsmangel. Der moderne Mensch sitzt viel und benötigt deutlich mehr Energie für die tägliche Gehirnleistung und das Immunsystem als seine Vorfahren. Dadurch bleibt uns weniger Energie für körperliche Aktivität. Kommen dann noch weitere »Baustellen« im Körper dazu, wie chronische Entzündungen durch Umweltgifte, Medikamentenkonsum oder Stress, sind wir schneller erschöpft und bewegen uns noch weniger. Je inaktiver wir werden, desto mehr (Heiß-)Hunger bekommen wir. Viele Menschen neigen dann auch noch zur Überkompensation. Das heißt, sie nehmen mehr Energie auf, als der Körper benötigt. Bei körperlicher Inaktivität und häufiger Überkompensation kann das Gewicht sehr schnell ansteigen. Schwangere sollten demnach nicht nur Stress, sondern auch hochkalorische Lebensmittel wie Süßwaren, raffinierte Backwaren sowie gesüßte Getränke meiden und sich regelmäßig bewegen.

Für eine gesunde Gewichtsentwicklung während der Schwangerschaft wird untergewichtigen Frauen eine Körpergewichtszunahme von 12,5 bis 18 kg empfohlen. Normalgewichtige Frauen sollten etwa 10 bis 16 kg und übergewichtige Frauen bis zu 10 kg zunehmen. Bei bestehender Adipositas sollten es nur 5 bis 9 kg Gewichtszunahme sein.

Glykämischer Index & glykämische Last

Zur Gewichtskontrolle lohnt sich bei reinen Kohlenhydratträgern wie Brot oder Reis ein Blick auf den glykämischen Index (GI) und die glykämische Last (GL) der Lebensmittel. Der GI gibt an, wie stark 50 g des Kohlenhydrats deinen Blutzuckerspiegel erhöhen, und beschreibt somit die Qualität des Lebensmittels. Der Referenzwert liegt bei 100 Prozent für Glucose. Bei Lebensmitteln mit hohem GI, ab einem Wert von etwa 60 Prozent, steigt der Blutzuckerspiegel sehr stark und rasch an. Oft sinkt er anschließend sogar unter das Normalniveau, sodass keine langanhaltende Sättigung, sondern erneuter (Heiß-)Hunger und Gewichtszunahme die Folge sind. Wenn du zum Beispiel Cornflakes mit einem GI von 81 Prozent durch Haferflocken (40 Prozent), Schnellkochreis oder vorgekochten Reis (85 Prozent) durch Wildreis (35 Prozent) oder Naturreis (50 Prozent) und Weißbrot (75 Prozent) durch Roggensauerteigbrot (48 Prozent) ersetzt, reduzierst du die Blutzuckerschwankungen deutlich. Wenn vor und während der Schwangerschaft Lebensmittel mit niedrigem GI bevorzugt werden, sinkt das Risiko der Mutter, an Schwangerschaftsdiabetes zu erkranken. Weiterhin verringert sie damit das Risiko für Geburtsfehler und eine komplizierte Geburt sowie das Risiko für das Kind, später an Fettleibigkeit oder Diabetes Typ 2 zu erkranken.

Weil die Menge an Kohlenhydraten aber in den Lebensmitteln unterschiedlich groß ist, sollte zusätzlich zum GI auch noch die GL betrachtet werden, die das Produkt aus GI und der jeweiligen Menge des Lebensmittels abbildet. Beispielsweise haben gekochter Sellerie und eine Laugenbrezel in etwa den gleichen GI von etwa 84 Prozent, jedoch beträgt die GL der Laugenbrezel 56 und die des Sellerie nur 6, weil die Laugenbrezel auf 100 g viel mehr Kohlenhydrate enthält als Sellerie. Das bedeutet, dass die GL von 100 g Laugenbrezel etwa der von 900 g Sellerie entspricht und der Blutzuckereffekt von 100 g Laugenbrezel 9-mal so hoch ist wie der von 100 g Sellerie. Es ist demnach empfehlenswert, möglichst oft Lebensmittel mit niedrigem GI und niedriger GL zu konsumieren, insbesondere für übergewichtige Frauen und Männer. Du findest einen Link zu einer Liste mit zahlreichen Lebensmitteln, deren GI und GL sowie dem jeweiligen Anteil an Kohlenhydraten auf 100 g hinten im Buch. Auffällig ist, dass vor allem die Nahrungsmittel mit vielen »leeren Kalorien«, also Weißmehlprodukte, Süß- und Backwaren und stark verarbeitete (Fertig-)Produkte, einen besonders hohen GI und eine hohe GL aufweisen. Wenn du vor und während einer Schwangerschaft vor allem auf die Qualität der Nahrung achtest, statt »für zwei zu essen«, erhöhst du die Chance auf eine schnellere Empfängnis und reduzierst viele Gesundheitsrisiken für dich und dein Baby.

Die Bedeutung der Hormone

Hormone sind die unsichtbaren Bestimmer im Körper. Das Absetzen hormoneller Verhütungsmittel bei bestehendem Kinderwunsch kann dazu führen, dass ein vorübergehendes Ungleichgewicht entsteht. Hartnäckiges Übergewicht, Müdigkeit, Schlafstörungen, Kopfschmerzen oder Verdauungsbeschwerden sind nur einige Anzeichen für eine hormonelle Dysbalance. Wenn eine Schwangerschaft eintritt, geraten die Hormone erneut aus der Balance. Sie sind für die Befruchtung, Einnistung sowie für die Schwangerschaft maßgebend, insbesondere Östrogen und Progesteron, beide besonders wichtig für die Fruchtbarkeit und das Aufrechterhalten einer Schwangerschaft. Schilddrüsenhormone wirken sich auf das Wachstum des Babys im Mutterleib aus und auch das wichtige humane Choriongonadotropin (HCG) erhält die Schwangerschaft aufrecht. Auf dessen Basis funktionieren Schwangerschaftstests, da es unmittelbar nach der Empfängnis im Urin nachweisbar ist. Sehr viele Hormone beeinflussen aber auch direkt unser Gewicht, weil sie an den Schwankungen unseres Blutzuckerspiegels beteiligt sind. Ein permanent erhöhter Blutzuckerspiegel blockiert neben der Fruchtbarkeit vor allem die Fettverbrennung. Sehr großen Einfluss auf unser Gewicht haben außerdem Stresshormone und Insulin sowie Hormone, die Hunger und Sättigung steuern. Zum Glück können wir das Hormonchaos und das damit verbundene Risiko für Übergewicht und Adipositas mit unserer täglichen Ernährung positiv beeinflussen, indem wir uns möglichst naturbelassen, ohne Zusatz- und Konservierungsstoffe durch Lebensmittel in Bio-Qualität ernähren, die nicht in Plastik verpackt sind.

Insulin

Immer wenn wir Zucker, Milchprodukte, Getreide, chemische Stoffe in Lebensmitteln, Stärke, Alkohol oder raffinierte Kohlenhydrate wie weißen Reis und Nudeln zu uns nehmen oder schlichtweg zu viel essen, steigt unser Blutzuckerspiegel besonders rasant an. Die Bauchspeicheldrüse bekommt dann das Signal, schnell Insulin ins Blut auszuschütten. Denn Insulin ist das einzige Hormon, das in der Lage ist, den Blutzuckerspiegel wieder zu senken, indem es dafür sorgt, dass

Schon gewusst?

Neben dem GI und der GL gibt der Insulin-Index eines Lebensmittels an, wie viel Insulin die Bauchspeicheldrüse als Reaktion auf das jeweilige Lebensmittel ausschüttet. Diese Insulin-Antwort ist interessanterweise nicht immer mit dem GI gleichzusetzen. Beispielsweise liegt der GI für weiße Bohnen bei etwa 35 Prozent und ist vergleichsweise niedrig. Der Insulin-Index von weißen Bohnen beträgt dagegen etwa 120 Prozent und ist besonders hoch. Der regelmäßige Verzehr von Bohnen ist demnach im Hinblick auf Insulinverbrauch oder bei bestehendem Schwangerschaftsdiabetes nicht empfehlenswert. Ein weiterer Vorteil des Insulin-Index ist, dass auch die Insulinantwort der Bauchspeicheldrüse auf proteinhaltige Nahrungsmittel, also auf Fleisch oder tierische Milchprodukte, betrachtet werden kann. Der Insulin-Index für Rindfleisch liegt beispielsweise bei etwa 51 Prozent, für Käse bei etwa 45 Prozent und für gezuckerten Joghurt sogar bei etwa 115 Prozent. Einen vergleichsweise niedrigen Insulin-Index von 31 haben beispielsweise Eier.

der Zucker in die Zellen gelangt. Wenn wir also nicht sparsam mit dem Insulin umgehen, riskieren wir langfristig, dass unsere Zellen irgendwann unempfindlich werden gegen dieses so wichtige Hormon und den Zucker nicht mehr aufnehmen können. Eine solche Insulinresistenz kann die Fruchtbarkeit der Frau einschränken und die Chance auf eine Empfängnis erheblich verringern. Je weniger Insulin die Bauchspeicheldrüse also als Reaktion auf ein Lebensmittel produzieren muss, desto besser können unsere Zellen es auch aufnehmen und den Blutzuckerspiegel normalisieren.

Immer mehr Frauen gehen mit Übergewicht oder einer bestehenden Insulinresistenz in eine Schwangerschaft und riskieren damit auch Schwangerschaftsdiabetes. Laut dem Robert Koch-Institut (RKI) ist die Häufigkeit eines Schwangerschaftsdiabetes allein von 2013 bis 2018 von 4,6 auf 6,8 Prozent angestiegen. Andere Quellen nennen sogar Prävalenzen von bis zu 13,2 Prozent für Deutschland.

Eine gesunde Ernährung ist der beste Schutz gegen permanente Blutzuckerschwankungen und eine erschöpfte Bauchspeicheldrüse. Bereits vor einer Schwangerschaft können dir die folgenden Gewohnheiten helfen, deinen Blutzuckerspiegel konstant zu halten und deine Bauchspeicheldrüse nicht zu überlasten sowie Übergewicht, Schwangerschaftsdiabetes oder Präeklampsie (S. 15) vorzubeugen:

- Nimm nur 2 bis 3 Mahlzeiten am Tag zu dir und gönne deinem Verdauungstrakt Pausen von mindestens 4 bis 5 Stunden zwischen den Mahlzeiten, damit sich deine Fettzellen entleeren können.
- Verzichte auf hochkalorische Snacks zwischendurch oder iss ein paar Nüsse oder Gemüsesticks.
- Fastenzeiten können dir dabei helfen, vor der Schwangerschaft dein Gewicht zu reduzieren.
- Nimm am besten möglichst viel ballaststoffreiche Kost zu dir, zum Beispiel verschiedene Gemüsesorten, Kartoffeln, Samen und Kerne.
- Reduziere Lebensmittel, die den Blutzuckerspiegel rasant erhöhen oder sehr viel Insulin fordern, zum Beispiel Zucker, Kohlenhydrate wie Nudeln, Brot oder weißen Reis, Alkohol und chemische Zusatzstoffe.

Vor und während der Schwangerschaft können dir außerdem die folgenden Ernährungsempfehlungen helfen, das Risiko für Übergewicht und Schwangerschaftsdiabetes zu reduzieren:

- Versuche täglich bis zu 500 g Gemüse zu essen, auch fermentiertes Gemüse, um die Darmflora zu stärken.
- Mit ausreichend zugeführtem Eiweiß (zum Beispiel aus Eiern, Hanfsamen, Quinoa oder Nüssen) und bitterstoffhaltigen Salaten (zum Beispiel Rucola oder Löwenzahn) sowie diversen Gewürzen und Kräutern beugst du Heißhungerattacken vor.

- Durch die tägliche Einnahme von Fisch- oder Algenöl nimmst du wertvolle Omega-3-Fettsäuren auf, wodurch die Zellen wieder empfindlicher für Insulin werden.
- Verzichte auf zugesetzten Zucker jeglicher Art und auch auf Light-Produkte, in denen häufig alternative Süßstoffe enthalten sind, denn auch diese Produkte lassen den Blutzuckerspiegel rasant ansteigen.
- Verzichte möglichst auf Essen aus Dosen oder Kartonverpackungen, die innen mit Plastik beschichtet sind, denn so vermeidest du die Aufnahme hormonstörender Stoffe wie BPA.
- Iss möglichst naturbelassene Lebensmittel und bereite die Mahlzeiten frisch zu, denn Zusatzstoffe und chemische Ersatzstoffe stören deinen Hormonhaushalt.
- Bewege dich täglich und sorge für Entspannung im Alltag.
- Gönne dir regelmäßig ausreichend Schlaf. Dieser fördert den Stressabbau und die Fettverbrennung.

Cortisol

Neben dem Insulin beeinflusst auch das Stresshormon Cortisol unseren Blutzuckerspiegel. Cortisol ist eigentlich dazu da, dass wir Stress- und Gefahrensituationen gut bewältigen. Dauerstress wird jedoch in vielerlei Hinsicht zum Problem.

Er aktiviert die Zuckerdepots im Körper. Dadurch steigt der Blutzuckerspiegel an und Fett wird eingelagert. Die Nebennieren, die Cortisol produzieren, müssen bei anhaltendem Stress permanent arbeiten. Dies führt dazu, dass sie irgendwann schlichtweg erschöpft sind. Die Schilddrüse kann die erschöpften Nebennieren schützen, indem sie den Stoffwechsel zur Entschleunigung herunterfährt. Dieses Phänomen erkennt man dann an klassischen Symptomen einer Schilddrüsenunterfunktion, allen voran dauerhafte Gewichtszunahme, aber auch Müdigkeit, Haarausfall, Konzentrationsschwäche oder geschwollene Gelenke. Leider wird diese »Unterfunktion« oft medikamentös behandelt, weil der Stress nicht als Ursache erkannt wird. Somit verschärft sich das Problem, der Stress bleibt und das Gewicht steigt weiter. Darüber hinaus ist Dauerstress die Abnehmbremse Nummer 1. Ein ständig hoher Cortisolspiegel hemmt nicht nur den Fettabbau, sondern auch den Muskelaufbau. Damit sinkt unser Energiebedarf und es werden täglich weniger Kalorien verbrannt. Zuletzt beeinträchtigt Dauerstress auch die Fruchtbarkeit von Frauen und Männern. Es besteht ein Zusammenhang zwischen Stress und eingeschränkter Fertilität bei beiden Geschlechtern. Die Stressmarker im Blut, wie Cortisol, waren beispielsweise bei Männern mit Kinderwunsch deutlich erhöht und die Fähigkeit der Spermien, in die Eizelle einzudringen, dadurch vermindert. Eine Untersuchung der Universität in Kopenhagen mit 1215 Männern ergab, dass die Gesamtzahl, Beweglichkeit und Konzentration der

Schon gewusst?

Die Plazenta, die den Fötus mit Nährstoffen versorgt, kann das Stresshormon Cortisol mithilfe des Enzyms 11β-HSD deaktivieren, also Stress abbauen. Das gelingt allerdings nur bis zu einem gewissen Stresspensum. Dauerstress kann die Plazenta nicht mehr regulieren und das Cortisol gelangt in kleinen Mengen in das Fruchtwasser. Damit steigt nachweislich das Risiko für Schwangerschaftsdiabetes der Mutter, für Frühgeburt und frühzeitig einsetzende Wehen sowie kognitive, soziale und emotionale Beeinträchtigungen des Kindes. Auch psychische Erkrankungen wie Angststörungen oder Depressionen treten durch Dauerstress während der Schwangerschaft häufiger auf. Babys sind insgesamt reizbarer und lassen sich schwieriger beruhigen.

Spermien sowie das Ejakulationsvolumen bei hohem Stresslevel geringer waren.

Auch der weibliche Körper will bei Stress eine Schwangerschaft vermeiden. Wenn es doch zur Empfängnis kommt, können sich psychische Belastungen auf die Einnistung der befruchteten Eizelle auswirken. Während der Schwangerschaft kann Stress dann laut den Ergebnissen einer Forschungsgruppe der Charité zu verkürzten Telomeren der Chromosomen (den Schutzkappen des Erbgutes) beim Kind führen. Dies geht wiederum mit einer schnelleren Zellalterung und Entzündungen einher und kann sich in vielerlei Hinsicht negativ auf die Gesundheit des Ungeborenen auswirken.

Andauernder Stress sollte vor und während der Schwangerschaft unbedingt vermieden werden. Wenn du einzelne stressige Tage nicht umgehen kannst, können dir im Hinblick auf die Ernährung die folgenden Tipps helfen:

- Halte deinen Blutzuckerspiegel möglichst konstant, indem du den GI und die GL deiner Lebensmittel im Blick behältst.
- Nimm ausreichend Vitamin C zu dir. Dies unterstützt die Nebennieren. Iss vor allem frisches Gemüse und Obst (zum Beispiel Zitrusfrüchte oder Grünkohl). Vitamin C ist auch als hochwertiges Pulver einnehmbar.
- Nimm ausreichend Omega-3-Fettsäuren auf (zum Beispiel über Fisch- oder Algenöl). Diese können dazu beitragen, den Cortisolspiegel zu senken.
- Entspannende Tees können zur Senkung des Cortisolspiegels beitragen (zum Beispiel Kamille oder Lavendel).
- Vermeide Kaffee-, Schokoladen- und natürlich Alkoholkonsum und verzichte auf Energy-Drinks, denn hierdurch erhöht sich der Cortisolspiegel.

- Da Stress dem Körper viele Mikronährstoffe wie Magnesium entzieht, kann es hilfreich sein, dieses in Form eines Ergänzungsmittels oder als Magnesiumbad zuzuführen, um zu entspannen.

Wenn du besonderem beruflichen Stress ausgesetzt bist, suche Rat bei deinem oder deiner Gynäkolog*in. Wenn das Stresspensum deine Schwangerschaft zu beeinträchtigen droht, kann ein vorzeitiges Beschäftigungsverbot erteilt werden.

Ghrelin & Leptin

Wenn zu viel vom appetitanregenden Hormon Ghrelin und zu wenig vom Sättigungshormon Leptin vorhanden ist, spricht man von einem Leptinmangel oder sogar einer Leptinresistenz der Zellen. Das bedeutet, dass die Zellen irgendwann nicht mehr in der Lage sind, Sättigungssignale zu empfangen. Häufig sind Blutfette, die Triglyceride, im Übermaß im Blut vorhanden und blockieren Sättigungssignale an das Gehirn. Ein Überschuss an Triglyceriden entsteht durch den Konsum aller Zuckerarten, insbesondere Fructose, sowie zu vieler schneller Kohlenhydrate wie aus Weizenprodukten, Fast Food und industriell verarbeiteten Produkten. Als Folge der Leptinresistenz steigt der Appetit und es wird mehr Nahrung aufgenommen als nötig. Für Menschen mit Übergewicht beginnt damit ein Teufelskreis: Das Gewicht steigt und das Sättigungssignal wird gleichzeitig immer schwächer. Auch Schlafmangel sorgt für besonders viel Appetit, denn jede Stunde, die du zu wenig schläfst, senkt deinen Leptinspiegel und steigert somit dein Hungergefühl. Es lohnt sich also, nicht nur auf zucker- und fettreiche Speisen zu verzichten, sondern auch eine gesunde Schlafhygiene zu entwickeln.

Der Einfluss der Vitalstoffe

Sie sind wichtige Grundlage des Lebens, wie ihr Name bereits verrät, aber auch vor und in der Schwangerschaft kannst du dir Vitalstoffe gezielt zunutze machen.

Als ich meine Recherchen zum Thema Ernährung bei Kinderwunsch und während der Schwangerschaft begann, stieß ich besonders oft auf Studien und Artikel zum Thema Vitalstoffe. Nicht ohne Grund bekommen sie viel Aufmerksamkeit, denn ohne sie kann menschliches Leben nicht funktionieren – daher auch ihr Name. Sie sind an zahlreichen Prozessen im Körper beteiligt und unter anderem wichtig für die Zellteilung, die Blutbildung, das Immunsystem, die Hormonbalance, den Stoffwechsel und das Nervensystem.

Zu den Vitalstoffen zählen alle Substanzen, die keine oder kaum Energie liefern, aber lebensnotwendig für unseren Organismus sind, wie Vitamine sowie Vitaminoide, Mineralstoffe und sekundäre Pflanzenstoffe.

Vitalstoffe vor und in der Schwangerschaft

Zahlreiche neue Untersuchungen liefern beeindruckende Ergebnisse über die positive Wirkung von Vitalstoffen auf die Fruchtbarkeit von Frauen und auch Männern. Schon der Mangel an einem einzigen Vitalstoff kann zur Unfruchtbarkeit des Mannes führen. Männer können mit einer gesunden Ernährung und gezielten Supplementierung dazu beitragen, die Qualität und Beweglichkeit der Spermien zu verbessern und damit die Erfolgschancen auf eine Schwangerschaft der Partnerin erhöhen.

Viele Frauen im gebärfähigen Alter sind nicht optimal mit Vitalstoffen versorgt. Mangelsituationen entstehen oft schon lange vor bestehendem Kinderwunsch durch eine ungesunde Lebensweise mit hochkalorischen, vitalstofffreien Lebensmitteln und Nährstoffräubern wie die Antibabypille. Ausgelaugte Böden durch übermäßige Bewirtschaftung, und diverse Umweltgifte in unserer Nahrung wie Schwermetalle oder Pestizide befeuern die Mangelsituationen zusätzlich. Überdies hemmen einige Nahrungsmittelbestandteile die Aufnahme bestimmter Vitalstoffe, und die Aufnahmefähigkeit dieser Substanzen ist in jedem Körper sehr individuell.

Während der Schwangerschaft sinkt bei optimaler Vitalstoffversorgung der Mutter nicht nur das Risiko für Schwangerschaftskomplikationen, sondern auch für Geburtsrisiken. Der Bedarf an einigen Vitalstoffen ist während der Schwangerschaft zum Teil so hoch, dass er nicht mehr nur allein über die Nahrung gedeckt werden kann. Kommen zur Schwangerschaft dann zusätzlich noch (chronische) Erkrankungen, Medikamenteneinnahmen, eine vegetarische oder vegane Ernährung, Stress und sportliche Betätigungen hinzu, ist der Bedarf nochmals stark erhöht. Um all diese Einflussfaktoren zu kompensieren und Alltagsgifte aus Nahrung und Umwelt zu entsorgen, benötigt unser Körper also besonders viele Vitalstoffe. Dies führt wiederum dazu, dass für andere wichtige Prozesse im Körper kaum noch die nötigen Mengen verfügbar sind und letztlich auch die Fruchtbarkeit der Frauen und Männer eingeschränkt ist.

Eine Aufklärung und Beratung zu diesem Thema durch Gynäkolog*innen findet aber meiner Erfahrung nach kaum statt. Deswegen beschreibe ich in diesem Kapitel die für die Fruchtbarkeit und Schwangerschaft besonders wichtigen Vitalstoffe und erläutere ihre Funktionen, ihren Nutzen sowie den benötigten Bedarf. Außerdem finden einige Aminosäuren und die Omega-3-Fettsäuren besondere Beachtung, weil auch sie die Fruchtbarkeit und den Schwangerschaftsverlauf erheblich beeinflussen können. Du erfährst, wie du und dein*e Partner*in Vitalstoffe gezielt durch die Ernährung aufnehmen könnt und welche Substanzen ergänzend eingenommen werden sollten. Vitalstoffe sollten vorzugsweise über gesunde Bio-Lebensmittel zugeführt werden. Diese kann der Körper deutlich besser aufnehmen als Vitalstoffe aus Nahrungsergänzungsmitteln (NEM). Wenn solche eingenommen werden, ist deswegen die Verwendung von hochwertigem Pulver oder die Einnahme von Tropfen sinnvoll, da der Körper diese Formen besser aufnimmt als Substanzen aus Kapseln.

Bedarf & Mangel erkennen

Die DGE empfiehlt Schwangeren lediglich die zusätzliche Einnahme von Folsäure, Jod und DHA (S. 46). Eisen soll nur nach ärztlicher Absprache ergänzend eingenommen werden. Für die Phase des Kinderwunsches gibt es leider gar keine offiziellen Empfehlungen. Die For-

Mehrbedarf an Vitalstoffen während der Schwangerschaft

Mikronährstoffe	Mehrbedarf
Eisen	+ 100 %
Vitamin B_9 (Folsäure)	+ 83 %
Vitamin B_6 (Pyridoxin)	+ 58 %
Zink	+ 43 %
Vitamin A	+ 40 %
Vitamin B_2 (Riboflavin)	+ 25 %
Vitamin B_1 (Thiamin)	+ 20 %
Kalzium	+ 20 %
Jod	+ 15 %
Vitamin B_{12} (Cobalamin)	+ 13 %

schungslage zeigt jedoch inzwischen sehr eindeutig, dass an vielen weiteren Vitalstoffen Mehrbedarf für die Zeit vor und während der Schwangerschaft besteht (Tabelle »Mehrbedarf an Vitalstoffen während der Schwangerschaft«).

Aufschluss über die individuelle Versorgung bietet eine umfangreiche Vitalstoffanalyse. Viele Hausärzt*innen und unabhängige Labore bieten Blutanalysen an. Leider ist eine solche Bedarfsanalyse eine Privatleistung. Meine Erfahrung ist, dass für die Bestimmung aller wichtigen Vitalstoffe etwa 300 bis 400 Euro fällig werden. Dass es sich jedoch lohnt, diesen Betrag für eine Schwangerschaft mit weniger Komplikationen und die langfristige Gesundheit des Kindes aufzubringen, zeigen die folgenden Ausführungen.

Vitamine & Vitaminoide

Viele Studien unterstreichen, dass Vitamine und Vitaminoide die Fruchtbarkeit von Frauen und Männern maßgeblich beeinflussen. Sie unterstützen die Spermienproduktion, beeinflussen die Spermienqualität und -beweglichkeit, spielen eine wichtige Rolle bei der Zellteilung, im Hormonsystem und bei der Blutbildung. Während der Schwangerschaft sind sie dringend notwendig für das Wachstum und die Entwicklung des Fötus. Vitaminoide sind den Vitaminen strukturell sehr ähnlich und können im Gegensatz zu ihnen vom Körper selbst hergestellt werden. Oftmals sind aber vor und während der Schwangerschaft neben einer gezielten Ernährung zusätzliche Supplemente nötig, um den Bedarf an Vitaminen und Vitaminoiden zu decken.

Vitamin A

Vitamin A ist besonders wichtig bei bestehendem Kinderwunsch und ab dem 4. Schwangerschaftsmonat. Es ist an der Bildung von Hormonen in der 2. Zyklushälfte und am Aufbau von Schleimhautzellen beteiligt. Außerdem wirkt es als Antioxidans und unterstützt die Bildung von Antikörpern und Blut. Vitamin A wirkt darüber hinaus an der Bildung von Spermienzellen, an der Reifung der weiblichen Keimzellen und an der Entwicklung der Plazenta mit. Bei bestehendem Kinderwunsch sollte die Frau täglich mit etwa 700 µg und der Mann mit 850 µg Vitamin A versorgt sein.

Bei der Aufnahme von Vitamin A ist allerdings Vorsicht geboten, denn im 1. Trimenon können zu hohe Mengen Vitamin A fruchtschädigend sein und zu Fehlbildungen beim Ungeborenen führen. Deswegen sollten Schwangere in dieser Zeit auf besonders Vitamin-A-reiche Nahrungsmittel wie Leber oder Leberprodukte wie Lebertran verzichten. Beim Verzehr von anderen Vitamin-A-reichen Lebensmitteln besteht aufgrund der geringen Mengen allerdings kaum Gefahr für eine Überdosierung.

Ab dem 4. Schwangerschaftsmonat ist der Bedarf um etwa 40 Prozent erhöht. Aufgrund der großen Bedeutung für die Lungen- und Gehirnentwicklung des Ungeborenen und der Entwicklung der Sinnesfunktionen, vor allem der Sehkraft, sollte unbedingt auf eine ausreichende Versorgung geachtet werden. Schwangeren wird eine Tageszufuhr von 1100 µg pro Tag empfohlen.

Durch eine gesunde Ernährung kannst du den Bedarf decken. Vitamin A in Form von Retinol – bekannt als Anti-Aging-Produkt in der Schönheitsindustrie – aus tierischen Lebensmitteln wie Weidebutter oder Eigelb kann der Körper direkt verwerten und mehr davon aufnehmen als Vitamin A in Form von Beta-Carotin aus pflanzlichen Lebensmitteln wie Kürbissen, Karotten, Spinat, Grünkohl, Feldsalat, Mangos, Äpfeln, Tomaten oder Brokkoli. Diese Form muss der Körper selbst noch in die verwertbare Form umwandeln. 1000 µg Retinol entsprechen etwa 6000 µg Beta-Carotin. Beispielsweise enthalten 100 g Karotten etwa 1500 µg Retinol (etwa 9000 µg Beta-Carotin), 100 g Feldsalat etwa 650 µg Retinol (etwa 3900 µg Beta-Carotin).

Vitamin C

Vitamin C ist allseits bekannt als wirksame Substanz zur Abwehr von Infekten. Für die Fruchtbarkeit und die Schwangerschaft hat es aber noch viele weitere Funktionen. Durch die antientzündliche Wirkung schützt es die Spermien vor oxidativem Stress (S. 44) und erhöht den Anteil an Flüssigkeit im Ejakulat, was zu einer Verbesserung der Spermienqualität und -beweglichkeit führt. Durch die gezielte Gabe von Vitamin C in Kombination mit Vitamin E können laut einer italienischen Untersuchung mit 64 Männern DNA-Schäden an Spermien verringert und die Schwangerschaftsrate erhöht werden.

Während der Schwangerschaft unterstützt Vitamin C nicht nur die Kollagenbildung bei der Mutter für eine verbesserte Elastizität der Haut während des Bauchwachstums und die Stärkung von Knochen und Blutgefäßen von Mutter und Kind. Es verbessert auch die Eisenaufnahme der Mutter, schützt sie vor Infektionen und reduziert als Antioxidans das Risiko für Präeklampsie (S. 15) und Fehlgeburten. Bei bestehendem Kinderwunsch liegt die empfohlene tägliche Menge bei etwa 100 mg für Frauen und bei etwa 115 mg für Männer. Internationale Ernährungsgesellschaften empfehlen 150 mg während der Schwangerschaft. Bei einem festgestellten Mangel an Vitamin C können für den Mann sogar tägliche Mengen von bis zu 300 mg nötig sein, um die Spermienqualität langfristig zu verbessern.

Mit Obst, Gemüse, Salaten und frischen Kräutern kannst du dazu beitragen, deinen Bedarf an Vitamin C zu decken. Besonders viel Vitamin C enthalten zum Beispiel Grünkohl, Acerolakirschen, rote Beeren, Spinat, Mangold, Zitrusfrüchte, Petersilie, Sanddorn, Rotkohl, Kresse oder Rosenkohl.

Vitamin E (Tocopherol)

Auch Vitamin E wirkt antioxidativ gegen schädliche Einflüsse aus Luft und Wasser, verbessert unsere Abwehrfunktion und die Qualität der Ei- und Spermienzellen. Es wirkt zudem antithrombotisch und wird bei der Prävention und Behandlung von Herz-Kreislauf-Erkrankungen eingesetzt.

Bei der Planung einer Schwangerschaft ist Vitamin E besonders wichtig, weil es zur Spermienproduktion und zur Hormonbalance beiträgt. Außerdem verstoffwechselt es die ebenfalls für die Fruchtbarkeit so wichtigen essenziellen Omega-3-Fettsäuren. Studien zeigen, dass ausreichend Vitamin E die Beweglichkeit der Spermien verbessert und Schäden an Ei- und Spermienzellen entgegenwirkt.

Die allgemeinen Empfehlungen liegen bei 12 mg täglich für die Frau und bei 14 mg für den Mann. Schwangeren werden 13 mg empfohlen. Bei bestehendem Mangel werden dem Mann für eine Verbesserung der Spermienqualität sogar bis zu 100 mg täglich empfohlen. Du kannst die Vitamin-E-Versorgung mit der Ernährung unterstützen, indem du regelmäßig zum Beispiel grünes Blattgemüse, Avocados, Leinsamen, Walnüsse, Olivenöl, Leinöl, Spargel oder Sesamsamen zu dir nimmst.

Vitamin B_9 (Folsäure)

Im Zusammenhang mit Kinderwunsch und Schwangerschaft ist Folsäure wohl der bekannteste Mikronährstoff. Doch nicht nur die Frau, sondern auch der Mann sollte sich bei der Planung einer Schwangerschaft dringend mit ausreichend Folsäure versorgen. Denn Folsäure ist an der Zellteilung und daher auch an der Spermienproduktion beteiligt. Ein niedriger Folsäurespiegel in der Spermienflüssigkeit hängt laut Studienlage mit Schäden an der DNA der Spermien zusammen. Gemeinsam mit Zink verbessert Folsäure die Spermienform und -konzentration. Zudem baut Folsäure gemeinsam mit den Vitaminen B_6 und B_{12} den Homocysteinspiegel ab, der bei zu hohen Werten Ei- und Samenzellen schädigt und die männliche und weibliche Fruchtbarkeit einschränkt. Homocystein ist ein Zwischenprodukt bei der Verstoffwechselung von Proteinen und am Aufbau anderer Aminosäuren beteiligt. Das Risiko für zu hohe Homocysteinwerte steigt mit einer Schilddrüsenunterfunktion und erhöhtem Medikamenten- oder Alkoholkonsum.

Mit der regelmäßigen Zufuhr von ausreichend Folsäure vor und während der Schwangerschaft kann Fehlbildungen wie Neuralrohrdefekten beim Baby vorgebeugt werden. Weiterhin ist Folsäure gemeinsam mit Vitamin B_{12} an der Bildung von roten Blutkörperchen beteiligt und reduziert das Risiko für Fehlbildungen an Herz und Gefäßen. Die Leitlinien für Gynäkologie und Geburtshilfe sowie die DGE empfehlen Frauen die Einnahme von Folsäure deswegen nicht nur während der Schwangerschaft, sondern auch schon bei Kinderwunsch. Wenn Folsäure bereits mindestens 4 Wochen vor der Empfängnis eingenommen wird, zeigt sich ein geringeres Risiko für ein zu niedriges Geburtsgewicht. Leider supplementieren aber nur etwa 10 bis 34 Prozent der Frauen, die planen, schwanger zu werden, Folsäure. Ein wahrer Folsäureräuber ist zudem die Antibabypille. Wenn diese lange Zeit eingenommen wurde, ist bereits mehrere Monate vor der eintretenden Schwangerschaft die zusätzliche Einnahme von Folsäure nötig.

Sowohl Männer als auch Frauen sollten bei bestehendem Kinderwunsch mindestens 4 Wochen vor der Empfängnis 400 µg täglich einnehmen. Die DGE empfiehlt, ab dem ersten Schwangerschaftstag die Menge Folsäure auf etwa 550 µg täglich zu steigern. Andere Quellen nennen sogar Tagesempfehlungen von bis zu 800 µg vor und während der Schwangerschaft. Es ist ratsam, die aktive Form der Folsäure, die sogenannte Methyltetrahydrofolsäure, einzunehmen, da der Körper diese Form direkt nutzen kann und viele Menschen Folsäure nicht in die aktive Form umwandeln können.

Vitalstoffe für den Mann

Mittlerweile gibt es schon gering dosierte Kombipräparate, die speziell für Männer mit Kinderwunsch optimiert wurden. Die Präparate enthalten neben Folsäure auch weitere B-Vitamine, Zink und Selen sowie Vitamin D, die Vitamine C und E. Einige enthalten zusätzlich Omega-3-Fettsäuren, Coenzym Q_{10} und L-Carnitin. Im Anhang des Buches findest du Empfehlungen zu Kombi-Vitaminpräparaten für den Mann.

Bananen, Paprika, Karotten, Tomaten, Feldsalat, Endiviensalat, verschiedene Kohlsorten, Spinat, Haferflocken, Rote Bete und Fenchel unterstützen die Versorgung mit Folsäure.

Vitamin B_6

Angesichts der vielen Funktionen von Vitamin B_6 im menschlichen Körper ist es nicht verwunderlich, dass ein Mangel mit zahlreichen Erkrankungen wie Autismus, Demenz, Parkinson, Epilepsie, Diabetes und Krebs in Verbindung gebracht wird.

Vitamin B_6 reguliert den Progesteron- und Östrogenhaushalt, was bei bestehendem Kinderwunsch besonders wichtig ist. Außerdem ist es beteiligt an der Zellteilung und am Aufbau der Gebärmutterschleimhaut.

Während der Schwangerschaft ist der Bedarf zu über 50 Prozent erhöht, und ein Vitamin-B_6-Mangel kann zu Bluthochdruck und Präeklampsie (S. 15) führen. Die Folgen können beschädigte Plazentagefäße oder Frühgeburten sein. Eine zusätzliche Zufuhr von Vitamin B_6 – zusammen mit Vitamin B_{12} sowie Folsäure und Vitamin D – kann zu hohen Blutdruck und das Auftreten einer Präeklampsie deutlich reduzieren. Damit sinkt auch das Risiko für Frühgeburten.

Lebensmittel mit viel Vitamin B_6 sind zum Beispiel Linsen, Walnüsse, Sojabohnen und Fleisch. Auch können Bananen, Kartoffeln oder Karotten dazu beitragen, den Bedarf zu decken. Bei bestehendem Kinderwunsch werden Frauen 1,4 und Männern 1,6 mg täglich empfohlen. Während der Schwangerschaft erhöht sich der Bedarf auf etwa 1,5 mg täglich im ersten Schwangerschaftsdrittel und auf etwa 1,8 mg im 2. und 3. Trimenon.

Schon gewusst?

Drei Viertel der Schwangeren sind aufgrund der starken Hormonveränderungen vor allem in den ersten Schwangerschaftsmonaten von Übelkeit und Erbrechen betroffen. Die zusätzliche Gabe von 3-mal 20 mg Vitamin B_6 pro Tag reduziert Schwangerschaftsübelkeit und Erbrechen schon nach durchschnittlich 4 bis 7 Tagen erheblich. In dazu durchgeführten Studien waren Frauen mit Schwangerschaftsübelkeit deutlich schlechter mit B_6 versorgt als Schwangere ohne diese Symptomatik.

Vitamin B_{12}

Da sich immer mehr Menschen vegetarisch oder vegan ernähren und vor allem tierische Lebensmittel besonders B_{12}-haltig sind, kommt es in der Bevölkerung immer häufiger zu Vitamin-B_{12}-Mängeln. Die Anzahl der Frauen im gebärfähigen Alter mit einem Mangel liegt bei über 25

Prozent. Doch auch Männer sind häufig betroffen, und dies steht laut Studienlage im Zusammenhang mit eingeschränkter Fruchtbarkeit. Von 171 unfruchtbaren israelischen Paaren hatten 98 Prozent der Männer mit suboptimaler Spermienanalyse einen Vitamin-B_{12}-Mangel. Frauen und Männer sollten je nach Körpergewicht bei Kinderwunsch deshalb 5 bis 50 µg täglich aufnehmen.

Während der Schwangerschaft besteht ein Mehrbedarf von etwa 13 Prozent an Vitamin B_{12}, das vor allem relevant ist für die körperliche Entwicklung des Fötus, für das Wachstum von Gehirn und Nervensystem und für die Blutbildung. Einem Mangel und somit einem erhöhten Risiko für Fehlgeburten, Erkrankungen des Nervensystems beim Ungeborenen, verzögertem Wachstum oder späteren Stoffwechselstörungen wie Diabetes sollte demnach unbedingt früh vorgebeugt werden. Bei der Mutter äußert sich ein Mangel durch chronische Müdigkeit, Konzentrationsschwäche oder depressive Verstimmung.

Problematisch ist vor allem die begrenzte Aufnahmefähigkeit des menschlichen Körpers für dieses Vitamin. Der Körper kann von beispielsweise 5 µg zugeführtem Vitamin B_{12} pro Mahlzeit nur etwa 1,5 µg aufnehmen und erst nach 4 bis 6 Stunden sind die für die Aufnahme zuständigen Intrinsic Factors wieder einsatzbereit. Es bringt also nicht wirklich viel, einmal täglich besonders Vitamin-B_{12}-haltig zu essen. Vielmehr empfiehlt sich eine tägliche Verteilung der Vitamin-B_{12}-haltigen Lebensmittel mit einem Abstand von 4 bis 6 Stunden zwischen den Mahlzeiten. Unkomplizierter ist allerdings die tägliche Einnahme eines Vitamin-B_{12}-Präparats. Mittlerweile gibt es auch einige hochwertige vegane Produkte, zum Beispiel aus Chlorella-Algen. Die DGE empfiehlt Schwangeren 4,5 µg Vitamin B_{12} täglich. Aufgrund der generell schlechten Aufnahmefähigkeit oder bei bestehenden Darmerkrankungen werden von anderen Quellen sogar 5 bis 50 µg empfohlen.

Coenzym Q_{10}

Das Vitaminoid Q_{10} kennst du vermutlich eher als Substanz in Anti-Aging-Kosmetikprodukten. Das Coenzym Q_{10} ist aber in erster Linie eine körpereigene Substanz, die an der Energiegewinnung in den Mitochondrien beteiligt und somit entscheidend für unsere Leistungsfähigkeit ist. Es ähnelt strukturell dem Vitamin E, wirkt ebenfalls antientzündlich und verbessert den Stoffwechsel der Zellen. Ein Mangel an Q_{10} wird öfter bei Personen mit häufigen Influenza-Infektionen, starker Erschöpfung, Migräne, Arteriosklerose oder Zahnfleischentzündungen und Parodontose festgestellt.

Auch wenn es um Fruchtbarkeit bei Männern und Frauen geht, rückt Q_{10} immer stärker in den Fokus. Verschiedene Studien belegen einen Zusammenhang zwischen einem hohen Q_{10}-Spiegel und verbesserter Spermienanzahl und -beweglichkeit. Durch die hervorragende antientzündliche Wirkweise beeinflusst Q_{10} nicht nur die natürliche Befruchtung positiv, sondern erhöht auch die Erfolgschancen bei künstlichen Befruchtungsversuchen. Denn oxidativer Stress (S. 44) ist vor allem bei männlicher Unfruchtbarkeit eine bedeutende Einflussgröße. Viele Untersuchungen bestätigen mittlerweile den besonders positiven Einfluss von Q_{10} auf die Prozesse der IVF und ICSI (S. 33) . Konkret konnte in einer Studie mit 76 asiatischen Frauen durch die Einnahme von 200 mg Q_{10} über 60 Tage vor dem Versuch der künstlichen Befruchtung die Anzahl gewonnener Eizellen verdoppelt werden, und die Fruchtbarkeitsrate und die Anzahl an Embryonen von guter Qualität stiegen an. Bei einer weiteren Untersuchung mit 65 unfruchtbaren Männern, bei denen auch die Spermienqualität eingeschränkt war, verbesserten sich durch die Einnahme von 200 mg Q_{10} täglich über 3 Monate die Spermienkonzentration und -beweglichkeit sowie der Wert der antioxidativen Kapazität, also die Fähigkeit des Körpers, freie Radikale abzufangen und schädigenden Einflüssen entgegenzuwirken, gegenüber der Kontrollgruppe.

Viele Lebensmittel enthalten Q_{10}, jedoch keines in besonders großer Menge, sodass eine ausgewogene Ernährung erforderlich ist, um optimal mit Q_{10} versorgt zu sein. Du findest Q_{10} zum Beispiel in Brokkoli, Kohl, Knoblauch oder Kartoffeln, aber auch in Walnüssen, Mandeln oder Olivenöl.

Das Coenzym Q_{10} liegt entweder in der aktiven Form (Ubiquinol) vor, die der Körper direkt aufnehmen kann, oder in der inaktiven Form (Ubiquinon), die der Körper erst noch in die aktive Form umwandeln muss. Die körpereigene Q_{10}-Bildung und auch die Fähigkeit, Ubiquinon in das verwertbare Ubiquinol umzuwandeln, sinken etwa ab dem 40. Lebensjahr. Für Frauen ab dem 35. Lebensjahr mit Kinderwunsch empfiehlt sich deswegen eine Messung des Q_{10}-Spiegels und gegebenenfalls eine gezielte Supplementierung von Ubiquinol. Die Qualität der Eizellen kann gerade bei älteren Frauen durch Q_{10} verbessert werden. Zudem macht es gemeinsam mit der vitaminähnlichen Substanz Pyrrolochinolinchinon (PQQ) unsere Zellen leistungsfähiger. Konkret sorgt PQQ für die Vermehrung fitter Mitochondrien, während Q_{10} die Energieumwandlung in den Mitochondrien beschleunigt. Fitte Mitochondrien sind wiederum die Grundlage für gesunde Eizellen und den sensiblen Prozess der Einnistung. PQQ stimuliert das Zellwachstum und unterstützt Enzyme, die am Überleben von Zellen beteiligt sind. Es kommt in sehr geringen Mengen in Kiwis oder grüner Paprika vor.

Für die Phase des Kinderwunsches empfiehlt sich eine Einnahme von 200 mg Q_{10}

täglich für Frauen und Männer. Für die Einnahme während der Schwangerschaft existieren bislang nur wenige Studien. Diese deuten zwar darauf hin, dass durch eine Supplementierung das Risiko für Präeklampsie (S. 15) verringert wird, eindeutige Ergebnisse, die eine Zufuhr von Q_{10} während der Schwangerschaft nahelegen würden, gibt es aber noch nicht.

Myo-Inositol

Ein weiteres Vitaminoid, das Myo-Inositol, hat sowohl bei der Frau als auch beim Mann positive Auswirkungen auf die Fruchtbarkeit. Neben einer Normalisierung des Hormonhaushalts und einer Steigerung des Testosteronspiegels bei Männern erhöhen sich mit der gezielten Einnahme von Myo-Inositol auch die Konzentration und die Beweglichkeit der Spermien. Außerdem verbesserte sich ihre Form signifikant, was die Fähigkeit der Spermien, zur Eizelle zu gelangen und diese zu durchdringen, erhöht. Männer mit gestörtem Hormonhaushalt, Fettstoffwechselstörungen, Bluthochdruck oder Übergewicht sollten zur Verbesserung ihrer Spermienqualität täglich bis zu 2 g Myo-Inositol einnehmen.

Bei Frauen wird Myo-Inositol vor allem angewendet, wenn Hormonstörungen wie das polyzystische Ovarialsyndrom (PCOS, S. 93) vorliegen und dadurch die Chancen für eine Schwangerschaft eingeschränkt sind. Myo-Inositol trägt gemeinsam mit Folsäure zur Regelmäßigkeit der Zyklen bei und wirkt zudem positiv auf die Insulinsensitivität der Zellen. Es gibt Hinweise, dass das Vitaminoid auf diese Weise das Risiko für einen Schwangerschaftsdiabetes reduzieren kann. Bei PCOS oder Übergewicht und Adipositas werden Frauen mit Kinderwunsch 2-mal täglich 2 g empfohlen. Während der Schwangerschaft sollte Myo-Inositol nicht eingenommen werden.

Der Stellenwert von Vitamin D

Fast alle Körperzellen verfügen über Rezeptoren für das Sonnenhormon Vitamin D. Es ist für die Bildung von Abwehrzellen von Bedeutung und spielt damit eine wichtige Rolle bei unserer Immunabwehr. Mit einer optimalen Versorgung liegt der Vitamin-D-Spiegel bei 40 bis 60 ng/ml. In diesem Bereich kannst du laut Studien zum Beispiel Muskelkrämpfen, andauernder Erschöpfung und Müdigkeit, innerer Unruhe oder Skelettschäden entgegenwirken sowie diverse Krankheitsrisiken minimieren.

Genügend Vitamin D im Körper reguliert bei beiden Geschlechtern außerdem das Hormonsystem und verbessert die Fruchtbarkeit. Besonders beim Mann scheint Vitamin D in Sachen Fertilität eine bedeutende Rolle zu spielen. Bei Männern mit Vitamin-D-Mangel verbesserte sich nach einer Einnahme von Vitamin D über 6 Monate nicht nur die

Schon gewusst?

Wenn du während der Schwangerschaft optimal mit Vitamin D versorgt bist ...

- reduzierst du das Risiko für Schwangerschafts- und Geburtskomplikationen wie Präeklampsie (S. 15), Schwangerschaftsdiabetes oder Frühgeburt,
- reduzierst du das Risiko für die Sterblichkeit des Fötus oder Säuglings um 66 Prozent,
- reduzierst du das Risiko für zu geringes Geburtsgewicht von unter 2500 g um 10 Prozent,
- besteht ein geringeres Risiko für Knochenfehlbildungen und verminderte kognitive Fähigkeiten beim Kind,
- verbesserst du die Kalziumaufnahme im Darm und in den Knochen, da diese Vitamin D-abhängig ist, und
- scheint dies auch die Lungenentwicklung bei Neugeborenen zu fördern und Asthma bei Nachkommen zu verhindern.

Spermienanzahl, sondern auch deren Bewegungsfähigkeit. Eine Metaanalyse iranischer Forscher*innen mit 18 Studien belegt darüber hinaus eine Verbesserung der Spermienbeweglichkeit durch die Erhöhung der Vitamin-D-Spiegel. Bei Männern mit verminderter Zahl an Spermien im Ejakulat verdoppelte sich nach gezielter Supplementierung von Vitamin D die Wahrscheinlichkeit einer Lebendgeburt nach erfolgreicher Schwangerschaft der Partnerin.

Ein Mangel an Vitamin D beginnt bei unter 30 ng/ml und korreliert mit zahlreichen Krankheitsrisiken. Da die Sonne in Deutschland von Oktober bis April so niedrig steht, dass die Haut das Vitamin D nicht aufnehmen kann, leiden viele Menschen ohnehin bereits an einem Vitamin-D-Mangel. Während der Schwangerschaft verschärft sich dieser bei vielen Frauen. Wenn man sich die vielen Funktionen und Vorteile eines optimalen Vitamin-D-Spiegels vor Augen führt, wird schnell klar, warum die Zufuhr vor und während der Schwangerschaft von so großer Bedeutung ist.

Auskunft über den Vitamin-D-Spiegel gibt der Blutwert »25-OH-Vitamin-D«. Er umfasst sowohl gebundenes Vitamin D, das der Körper nicht unmittelbar verwenden kann, als auch freies Vitamin D, das der Körper direkt nutzen kann. Eine Unterscheidung bei der Bestimmung beider Werte ist labortechnisch möglich. Denn vor allem das freie Vitamin D ist für die Befruchtung und auch während der Schwangerschaft unentbehrlich, da es dem Kind und der Mutter direkt zur Verfügung steht. Aktives Vitamin D kontrolliert über 200 Gene, unter anderem senkt es die Vermehrung von Krebszellen und steigert die Insulinproduktion. Deshalb haben adipöse Schwangere einen 3- bis 4-mal höheren Vitamin-D-Bedarf als Normalgewichtige.

Die Messung ist eine Privatleistung und kostet etwa 25 Euro. Der Status sollte regelmäßig überprüft werden, denn Vitamin D kann auch überdosiert werden. Die Obergrenze liegt bei etwa 100 ng/ml.

Die beste Versorgung mit Vitamin D lässt sich von April bis September über tägliches 10- bis 30-minütiges Sonnenbaden (je nach Hauttyp) erzielen. In den Wintermonaten empfiehlt sich eine zusätzliche Zufuhr über hochwertige Supplemente. Zufuhrempfehlungen für Vitamin D werden in der Maßeinheit internationale Einheit (i. E.) angegeben, die die Wirkung einer Substanz angibt. Allgemein gilt: Im Winter sollten täglich 2000 bis 4000 i. E., genauer gesagt, 40 bis 60 i. E. pro Kilogramm Körpergewicht, und im Sommer etwa 1000 bis 2000, also 20 bis 40 i. E. pro Kilogramm Körpergewicht, ergänzt werden, um einen optimalen Spiegel konstant zu halten. Wer nachgewiesene Mängel hat, sollte den Spiegel zunächst in den Optimalbereich bringen. Dein*e Ärzt*in kann dich zu der nötigen Dosierung bei Vitamin-D-Mangel beraten.

Geringe Mengen Vitamin D stecken auch in Champignons und Steinpilzen. Wenn die Pilze sonnengetrocknet werden, produzieren sie beachtliche Mengen an Vitamin D. Dazu kannst du sie in Scheiben schneiden und an einem Sommertag für 30 Minuten in die Mittagssonne legen. Auch Hühnereier oder Avocados enthalten kleine Mengen. Bei tierischen Lebensmitteln gilt: Je mehr Vitamin D das Tier genießen durfte, desto höher ist auch der Vitamin-D-Gehalt des Lebensmittels. Fettiger Seefisch enthält größere Mengen Vitamin D. Von regelmäßigem Fischkonsum muss aber aufgrund der hohen Schwermetallbelastung mittlerweile abgeraten werden, wie wir schon gesehen haben (S. 25).

Interview mit Dr. med. Volker Schmiedel: Vitamin D

Arzt im ganzheitlichen Ambulatorium Paramed in Baar (Schweiz) und Blogger eines YouTube-Videokanals

Ein großer Teil der Bevölkerung ist nicht ausreichend versorgt mit dem Sonnenhormon Vitamin D. Somit weisen auch viele Frauen im gebärfähigen Alter eine schlechte Versorgung oder sogar einen Mangel auf. Woran liegt das Ihrer Meinung nach?

Ja, im Durchschnitt des Jahres liegen zwei Drittel der Erwachsenen bei unter 50 nmol/l oder 20 ng/ml, also im Bereich eines Mangels. Selbst im Sommer sind es über 30 Prozent der Erwachsenen, im Herbst schon die Hälfte und im Winter sogar über 80 Prozent. Die jungen Frauen machen da keine Ausnahme. Und hierbei sprechen wir nur von den offiziellen Empfehlungen, die für mich eher noch viel zu niedrig sind.

Dass so viele Erwachsene einen Mangel aufweisen, liegt natürlich daran, dass wir im Winter, von Oktober bis März, kein Vitamin D über die Sonne bekommen. Selbst wenn sie scheint, können wir daraus kein Vitamin D bilden. Das liegt am zu niedrigen Einfallwinkel der Sonne. Außerdem sind die Menschen viel zu wenig draußen. Wir leben leider in einer freiwilligen Käfighaltung. Dabei gehören die Menschen in die Natur. Hinzu kommt, dass wir auch über die Nahrung nicht genug Vitamin D aufnehmen können, um gut versorgt zu sein.

Viele neue Untersuchungen deuten darauf hin, dass ein optimaler Vitamin-D-Spiegel die Fruchtbarkeit von Frauen und auch die von Männern sowie den Schwangerschaftsverlauf positiv beeinflusst. Wann sprechen wir vom Optimalbereich und inwiefern profitieren Paare mit Kinderwunsch und Schwangere von einer optimalen Versorgung mit Vitamin D?

Die DGE empfiehlt 800 i. E. für Schwangere pro Tag, genauso viel wie für Erwachsene im Allgemeinen. Aber wir wissen ja, dass wir für alle Nährstoffe in der Schwangerschaft höhere Bedarfe haben. Deswegen kann ich nicht nachvollziehen, warum offiziell nur 800 i. E. empfohlen werden. Mit 800 i. E. kann eine Schwangere ihren Vitamin-D-Spiegel nicht in den für die Schwangerschaft optimalen Bereich bringen. Dafür brauchen Schwangere 5000 i. E. am Tag. Sehr viele junge Frauen sind jedoch eher unterversorgt und müssen den Spiegel erst einmal in den Optimalbereich bringen. Hierfür braucht es dann kurzfristig noch viel höhere Dosen. Viele Labore haben sich schon an die neue Studienlage angepasst und geben sogar mindestens 75 nmol/l als den Beginn des optimalen Bereichs an. Die geringsten Krankheitsraten haben wir laut Studienlage bei einem Vitamin-D-Spiegel von 100 bis 150 nmol/l oder 40 bis 60 ng/ml. Das wäre also der eigentliche Optimalbereich.

Ein aktuelles Review zeigt, dass mindestens 75 nmol/l oder 30 ng/ml die weibliche Fruchtbarkeit positiv beeinflussen. Die Ergebnisse zeigen außerdem, dass sich durch Vitamin D der Stoffwechsel bei PCOS (S. 93) und bei Endometriose verbessert. Darüber hinaus haben die Männer bei niedrigen Vitamin-D-Spiegeln viel weniger Spermien und diese bewegen sich auch viel schlechter. Bei den Frauen fand man heraus, dass die Fertilität bei zu niedrigen Spiegeln bis zu 75 Prozent niedriger ist und es zu mehr Komplikationen in der Schwangerschaft kommt. Leider wird Frauen, die nicht auf natürlichem Wege schwanger werden können, zuerst die künstliche Befruchtung nahegelegt, anstatt zuvor darauf hinzuweisen, den Vitamin-D-Spiegel zu optimieren. Es könnte doch so einfach und billig sein.

In den Handlungsempfehlungen der DGE für Schwangere findet Vitamin D bislang trotz der vielen positiven Studien keine Berücksichtigung. Der ärztliche Bluttest zur Bestimmung des Vitamin-D-Spiegels ist eine Selbstzahlerleistung und wird vielen Schwangeren gar nicht angeboten. Wie kann trotzdem jeder selbst dafür sorgen, dass der Vitamin-D-Spiegel im optimalen Bereich liegt?

Auf Grundlage der ärztlichen Blutanalyse sollte man seinen Vitamin-D-Spiegel messen lassen. Am besten schon vor Eintritt einer Schwangerschaft, spätestens aber mit Bekanntwerden einer solchen. Die Messung kostet in Deutschland etwa 25 Euro. Anschließend sollte gezielt Vitamin D zugeführt werden, um den Spiegel in den optimalen gesundheitsfördernden Bereich zu bringen. Nach 3 Monaten sollte erneut gemessen werden. Gegebenenfalls muss dann die Dosis noch einmal angepasst werden, sodass der optimale Spiegel erreicht wird. Mit fortlaufend 5000 i. E. täglich macht der gesunde und normalgewichtige Erwachsene nichts verkehrt, um den Vitamin-D-Spiegel konstant zu halten. Das wäre ein ideales Vorgehen.

Gibt es für Paare mit Kinderwunsch und Schwangere die Möglichkeit, sich über die Ernährung mit Vitamin D zu versorgen, oder empfehlen Sie Nahrungsergänzungspräparate?

Über die Nahrung bekommen wir leider kaum Vitamin D. Mit der Nahrung können wir gerade mal ein Achtel der empfohlenen Zufuhrmenge täglich decken. Wir müssten täglich 400 g Makrele, 20 Eier oder 1 kg Shiitakepilze essen, um die 800 i. E. zu erreichen. Jeder Erwachsene und vor allem jede Schwangere sollten demnach Vitamin D supplementieren. 5000 i. E. Vitamin D täglich ist die Dosis für Schwangere.

Gibt es noch praktische Tipps zur Therapie?

Vitamin D ist fettlöslich und sollte daher immer – genauso wie Omega-3-Fettsäuren – zusammen mit einer fetthaltigen Mahlzeit eingenommen werden. Niemals nüchtern oder nur mit einem Haferbrei oder mit einem fettarmen Müsli. Eine normale Mahlzeit mit einem Esslöffel Öl in der Salatsauce oder einem Käsebrot mit Butter reicht völlig aus.

Viele lassen ihr Vitamin D im Sommer weg. Das ist meistens falsch. Mein Ratschlag: An sonnenreichen Tagen, an denen man auch der Sonne ausgesetzt ist (ein paar Minuten auch ungeschützt durch Sonnencreme), kann man es weglassen. An bewölkten Tagen oder wenn man 17 Stunden nicht ins Freie kommt, sollte man sein Vitamin D auch im Sommer einnehmen.

Mineralstoffe: Bausteine neuen Lebens

Mineralstoffe sind anorganische Verbindungen, die unser Körper nicht selbst herstellen kann. Deswegen müssen wir sie mit unserer Nahrung aufnehmen. Zu den Mineralstoffen zählen zum einen die Mengenelemente, zum anderen die Spurenelemente. Mengenelemente benötigt unser Körper in größeren Mengen über 50 mg pro Kilogramm Körpergewicht, zum Beispiel Kalzium oder Magnesium. Spurenelemente sind dagegen nur in sehr kleinen Mengen unter 50 mg pro Kilogramm Körpergewicht nötig, zum Beispiel Eisen, Selen, Zink oder Jod. Neben ihrer wichtigen Funktion im menschlichen Stoffwechsel und für unser Abwehrsystem nehmen sie erheblichen Einfluss auf die Fruchtbarkeit von Frauen und Männern und während der Schwangerschaft auf die Entwicklung des Fötus. Sie schützen Schwangere vor Infektionen und sind an der geistigen und motorischen Entwicklung des Ungeborenen sowie an der Blutbildung beteiligt. Ohne Mineralstoffe wäre die menschliche Fortpflanzung unmöglich.

Eisen

Unsere roten Blutkörperchen bestehen zum Großteil aus Hämoglobin, dem roten Blutfarbstoff, in dem hauptsächlich Eisen enthalten ist. Dieses sorgt für den Transport und die Speicherung von Sauerstoff und ist wichtig für die Regeneration von Knochen, Knorpel und Bindegewebe. Wer eine Schwangerschaft plant, sollte schon möglichst früh die Eisenspeicher füllen. Ausreichend Eisen sorgt für einen regelmäßigeren Eisprung und beeinflusst die Fruchtbarkeit von Frauen und Männern durch die Versorgung der Ei- und Samenzellen mit Sauerstoff positiv. Die tägliche Zufuhr von 41 mg Eisen über Nahrungsergänzungspräparate reduziert die Gefahr des ausbleibenden Eisprungs und der Unfruchtbarkeit bei Frauen um über 60 Prozent. Bei bestehendem Kinderwunsch sollten Frauen und Männer je nach Körpergewicht täglich 20 bis 50 mg Eisen supplementieren.

Während der Schwangerschaft ist der Eisenbedarf doppelt so hoch wie sonst. Grund ist das gesteigerte Plasmavolumen des Blutes und die dadurch erhöhte Anzahl an roten Blutkörperchen. Für eine gute Eisenbalance während der Schwangerschaft sollten Eisenvorräte von etwa 500 mg vorhanden sein. Häufig ist dies nicht der Fall, sodass viele Frauen bereits unterversorgt in die Schwangerschaft gehen. Fast 90 Prozent der Frauen im gebärfähigen Alter sind unterversorgt und etwa 20 Prozent leiden an Eisenmangel. Bei einem Mangel in der Schwangerschaft kann es neben Schwindel, Kopfschmerzen, Blässe, Herzklopfen und Atembeschwerden sogar zu Blutarmut, einem vorzeitigen Schwangerschaftsabbruch, Frühgeburten, verzögertem Wachstum des Ungeborenen oder zu niedrigem Geburtsgewicht kommen.

Eisen liefern Kakaopulver, Spinat, Hirse, Haferflocken, Hülsenfrüchte oder tierische Lebensmittel. Eisen aus tierischen Lebensmitteln kann der Körper grundsätzlich besser aufnehmen (zu etwa 30 Prozent) als aus pflanzlichen Lebensmitteln (zu etwa 5 Prozent). Vitamin C fördert aber beispielsweise die Aufnahme von Eisen, indem es das pflanzliche Eisen in eine besser verwertbare Form umwandelt. Außerdem fördern saure Lebensmittel wie Sauerkraut oder Fruchtsäuren die Aufnahme von Eisen. Lebensmittel wie Milchprodukte, Kaffee, Tee oder Soja und Medikamente wie Säureblocker, Paracetamol oder Acetylsalicylsäure in Mitteln gegen Kopfschmerzen hemmen dagegen die Eisenaufnahme.

Zu beachten ist, dass der Darm vom zugeführten Eisen nur etwa 1 bis 3 mg aufnehmen kann. Da der Bedarf an Eisen während der Schwangerschaft aber deutlich höher ist, geht der Körper mit der Zeit an die Reserven im Eisenspeicher, und es entsteht nach und nach ein Mangel. Deswegen ist es so wichtig, nicht nur den Hämoglobinwert der Schwangeren zu bestimmen, um einen Eisenmangel zu ermitteln, sondern auch den Ferritinwert. Dieser sagt aus, wie viel gespeichertes Eisen vorhanden ist. Bei einem Hämoglobinwert von unter 10,5 g/dl und einem gleichzeitig niedrigen Ferritinwert von unter 30 µg/l sollte eine Eisenmangeltherapie erfolgen. Während der Schwangerschaft werden Hämoglobin und der Eisenspeicher regelmäßig durch die gynäkologische Praxis kontrolliert, sodass die Zufuhr gezielt gesteuert werden kann. Die tägliche Zufuhrempfehlung während der Schwangerschaft liegt bei 30 bis 50 mg täglich. Deine Eisenversorgung kannst du zum Beispiel mit pflanzlichen Präparaten aus Curryblatteisen und Vitamin C unterstützen.

Jod

Jod ist unerlässlich für die Bildung der Schilddrüsenhormone Trijodthyronin (T_3) und Thyroxin (T_4), die entscheidend sind für unseren Energiestoffwechsel, unser Nervensystem und unsere Darmmotorik. In unserer typisch westlichen Ernährung ist der Konsum jodhaltiger Nahrungsmittel wie Algen oder Meeresfrüchte zudem oft reduziert. Wer eine Schwangerschaft plant, sollte sich deswegen bereits vorab täglich mit 150 bis 200 µg Jod versorgen, denn die Schilddrüsenhormone nehmen Einfluss auf die Fruchtbarkeit der Frau. Fehlt Jod, kann es zu Störungen bei der Hormonbildung in den Eierstöcken und folglich zu Zyklusstörungen und Unfruchtbarkeit kommen.

Auch während der Schwangerschaft steigt der Bedarf an Jod aufgrund der vermehrten mütterlichen Schilddrüsenhormonproduktion und einer verstärkten Ausscheidung über die Nieren stark an. Vor allem zur geistigen und motorischen Entwicklung des Ungeborenen trägt Jod bei. Einem Mangel und somit dem Risiko für neurologische Entwicklungsstörungen beim Ungeborenen bis hin zu Fehlgeburten oder Schilddrüsenfunktionsstörungen bei der Mutter sollte unbedingt vorgebeugt werden. Eine unbehandelte Schilddrüsenunterfunktion kann das Risiko für Fehlgeburten, Früh- oder Totgeburt erhöhen. Diskutiert wird auch ein erhöhtes Risiko für Präeklampsie.

Die EFSA empfiehlt Schwangeren 200 µg täglich. Zur Deckung des Jodbedarfs kann ein Supplement oder jodiertes Speisesalz beitragen. Bei vorliegenden Erkrankungen der Schilddrüse oder einer Unverträglichkeit gegen Jod muss eine zusätzliche Jodeinnahme unbedingt ärztlich abgeklärt werden.

Kalzium & Magnesium

Auch diese beiden Mineralien sind bekanntermaßen nicht nur bei bestehendem Kinderwunsch und während der Schwangerschaft wichtig. Ein Großteil der Bevölkerung nimmt zu wenig Kalzium und Magnesium über die Nahrung auf. Sport oder Stress erhöhen den Bedarf nochmals. Dies kann schnell zu gesundheitlichen Problemen führen, denn Magnesium ist an unzähligen Funktionen und Stoffwechselprozessen im Körper beteiligt. Es ist zudem für die Bildung von Spermien unerlässlich. Verschiedene Untersuchungen zeigten, dass sich bei Männern durch die gezielte Zufuhr von Magnesium sowohl die Anzahl an Spermien erhöhte als auch deren Beweglichkeit und Form verbesserte. Bei bestehendem Kinderwunsch sollten Frauen und Männer 350 bis 400 mg Magnesium täglich ergänzend zuführen.

Während der Schwangerschaft senken ausreichende Mengen an Magnesium und Kalzium das Risiko für Bluthochdruck und Präeklampsie. Genügend Magnesium verringert zudem das Risiko für eine Frühgeburt. Während der Schwangerschaft empfiehlt sich eine Supplementierung von etwa 200 bis 400 mg täglich.

Mit Bananen, roten Beeren, Spinat, Hirse, Haferflocken oder Naturreis kannst du deine Magnesiumversorgung zusätzlich unterstützen.

Kalzium ist während der Schwangerschaft für die Knochenbildung und die Entwicklung des Nervensystems beim Ungeborenen wichtig. Die Kalziumaufnahme der Mutter ist wiederum abhängig von ausreichend Vitamin D. Bei Kalziummangel der Schwangeren zieht sich der Fötus die benötigten Mengen aus den Knochen der Mutter. Eine ausreichende Kalziumversorgung kann somit die Knochenbrüchigkeit bei der Mutter zu späteren Zeitpunkten verhindern und Knochenfehlbildungen beim Baby entgegenwirken. Die tägliche Zufuhrempfehlung für Kalzium liegt für Männer und Frauen mit Kinderwunsch bei 1000 mg, für Schwangere bei 1200 mg.

Frische Petersilie, Grünkohl, Brokkoli, Spinat, Sesam und Mandeln enthalten

Gemüse statt Milchprodukte

Wenn es um kalziumreiche Lebensmittel geht, werden gerne Milchprodukte genannt. Tatsächlich enthält Milch viel Kalzium, trotzdem verzeichnen Länder mit dem höchsten Milchkonsum auch die höchsten Knochenbruchraten. Hintergrund: Hoher Milchkonsum führt wohl zur Übersäuerung in den Zellen. Zur Neutralisierung nutzt der Körper Kalzium aus den Knochen. Ist gleichzeitig die Vitalstoffversorgung schlecht, kann es zu einem Mangel an Kalzium und anderen Mineralstoffen durch hohen Milchkonsum kommen. Damit erhöht sich auch das Risiko für Osteoporose.

Ich meide Milchprodukte nicht nur aufgrund meiner Milchzucker- und Milcheiweißunverträglichkeit, sondern auch wegen zahlreicher gesundheitlicher Risiken, die Milch birgt. Während meiner eigenen Schwangerschaft habe ich trotz des Verzichts auf Milchprodukte laut Blutanalysen keine Unterversorgung an Kalzium entwickelt und benötigte auch kein Supplement. Viele pflanzliche Lebensmittel enthalten große Mengen an Kalzium: 100 g Spinat enthalten etwa 120 mg (die gleiche Menge wie 100 ml Vollmilch); 100 g Grünkohl enthalten mit etwa 200 mg sogar deutlich mehr Kalzium als Milch.

viel Kalzium, und auch fermentierte Milchprodukte wie Naturjoghurt oder Kefir können empfohlen werden. Kalziumhaltige Mineralwässer unterstützen die Versorgung, sodass du den Bedarf ohne Nahrungsergänzungsmittel decken kannst.

Zink & Selen

Zink ist einer der wichtigsten Bausteine, wenn es um ein funktionierendes Immunsystem geht. Es wirkt antiviral, verbessert die Aktivität unserer Abwehrzellen und kann so die Krankheitslast bei Virusinfektionen senken. Zahlreiche weitere Prozesse sind von Zink abhängig, wie die Bildung von Enzymen oder die Wirkung des Hormons Insulin. Und auch Selen wird von mehreren Dutzend Enzymen benötigt, zum Beispiel von solchen zur Erhaltung wichtiger zellulärer Antioxidantien, die Entzündungen im Körper entgegenwirken. Besonders im Darm kann Selen entzündliche Prozesse stoppen und somit auch unsere Immunzellen nachhaltig schützen, da sich diese hauptsächlich in unserem Darm befinden. Außerdem benötigt die Schilddrüse regelmäßig Selen, um Schilddrüsenhormone herzustellen.

Als wichtige Antioxidantien schützen ausreichend große Mengen an Zink und

Schon gewusst?

Die in Getreide und Hülsenfrüchten enthaltene Phytinsäure macht bis zu 45 Prozent des aufgenommenen Zinks unverwertbar für den Körper und schadet zudem unserer Darmgesundheit. Ein hoher Konsum dieser Lebensmittel ist deswegen nicht ratsam. Wenn phytatreiche Lebensmittel trotzdem oft Teil deines Speiseplans sind, solltest du deutlich mehr Zink zuführen. Lebensmittel, die besonders viel Phytinsäure enthalten, sind zum Beispiel Weizenkleie oder Weizenkeime, Getreidesorten wie Gerste, Roggen, Mais und Weizen sowie Hülsenfrüchte, vor allem Erdnüsse, Linsen und Bohnen. Obwohl sie reich an Zink sind, enthalten auch Nüsse und Ölsaaten jede Menge Phytinsäure. Es wird deswegen empfohlen, diese Lebensmittel vor dem Verzehr einzuweichen, um die Phytinsäure zu reduzieren. Du findest einen Link zu empfohlenen Einweichzeiten für die verschiedenen Lebensmittel am Ende des Buchs (S. 140).

Selen die Spermien vor oxidativen Schäden (S. 44), begünstigen die Spermienqualität und erhöhen somit eindeutig die Fruchtbarkeit des Mannes. So konnten bei unfruchtbaren Männern signifikant verringerte Zink- und Selenwerte und auch eine verringerte oxidative Kapazität festgestellt werden. Zink und Selen sind außerdem maßgeblich an der Spermienproduktion beteiligt. Männer mit höheren Zinkspiegeln verfügen laut Studien über ein größeres Samenvolumen, eine bessere Spermienbeweglichkeit und einen größeren Anteil an normal geformten Spermien. Für den Mann werden zur Erhöhung der Spermienproduktion und -qualität daher täglich 10 bis 20 mg Zink und 200 µg Selen empfohlen. Die Frau sollte bei bestehendem Kinderwunsch am Tag etwa 10 mg Zink und etwa 75 bis 150 µg Selen (je nach Körpergewicht) aufnehmen.

Weil ohnehin schon ein großer Teil der Bevölkerung unter einem Zinkmangel leidet, erschwert sich die Situation für Schwangere, da während der Schwangerschaft ein Mehrbedarf von etwa 50 Prozent besteht. Zink benötigen Mutter und Kind für über 300 Stoffwechselvorgänge und schützt Schwangere vor Infektionen. Einige Untersuchungen zeigen, dass ausreichend Zink aufgrund der hervorragenden antientzündlichen Wirkung sogar das Risiko für Schwangerschaftsdiabetes, Geburtsfehler, Frühgeburt und ein niedriges Geburtsgewicht reduzieren kann. Schwangere sollten täglich 10 bis 20 mg Zink supplementieren. Immungeschwächte Frauen, Sportlerinnen oder Frauen mit Vorerkrankungen wie Diabetes, Darm- oder Hauterkrankungen haben sogar einen noch höheren Bedarf. Bereits 100 g Haferflocken enthalten etwa 4 mg Zink, und über die Ernährung kannst du außerdem mit Kürbiskernen oder hochwertigem Weiderindfleisch deine Versorgung unterstützen.

Die empfohlene Selenmenge beträgt für Schwangere 100 bis 200 µg täglich. Selen sollte als Nahrungsergänzungsmittel in Form von Selenit zugeführt werden.

Sekundäre Pflanzenstoffe

Sekundäre Pflanzenstoffe sind bioaktive Substanzen, die andere Vitalstoffe optimal ergänzen. Sie verleihen unseren Nahrungsmitteln ihre Farbe und ihren Geschmack. Zu ihnen gehören beispielsweise die Polyphenole. Viele sekundäre Pflanzenstoffe wirken entzündlichen Prozessen entgegen, stärken das Immunsystem und regulieren den Blutzuckerspiegel. Welchen Einfluss sekundäre Pflanzenstoffe auf Fruchtbarkeit und Schwangerschaft haben, ist bislang nur wenig erforscht. Einzelne Substanzen können aber inzwischen nachweislich bei bestehendem Kinderwunsch empfohlen werden.

Curcumin

Besonders eindeutig stellt sich die Studienlage beim Polyphenol Curcumin dar. Die gelben Pigmente im gesunden Gewürz, die Curcuminoide, wirken unter anderem entzündungshemmend, antiviral, zellschützend, antirheumatisch, entgiftungsfördernd, hormonregulierend, antioxidativ und krampflösend. Curcumin stärkt darüber hinaus auch die Mitochondrien und unsere Darmflora, es hemmt die Zellalterung und verringert die Entzündungsbelastung. Somit nimmt es auch direkten Einfluss auf die Fruchtbarkeit von Mann und Frau, indem die Ei- und Spermienzellen weniger oxidativem Stress (S. 44) ausgesetzt sind. Curcumin wird deswegen auch bei der Behandlung von Endometriose-Patientinnen angewendet, einer Erkrankung, bei der im Bauchraum entzündliche Gewebswucherungen auftreten, die die Fruchtbarkeit bei Frauen einschränken können.

Für den Kinderwunsch werden laut Weltgesundheitsorganisation (WHO) bis zu 3 g Curcumin täglich empfohlen. Dies entspricht etwa einem halben Teelöffel gemahlener Kurkuma und ist als maximale Dosis in den meisten Curcumin-Präparaten enthalten.

In der Phase der Einnistung und während der Schwangerschaft sollte Curcumin nach derzeitiger Studienlage nicht weiter eingenommen werden. In Tierstudien zeigten sich negative Wirkungen auf die Einnistung, das Wachstum und die Entwicklung des Fötus. Konkret wurde das Wachstum von 5 bis 6 Tage alten Embryonen durch die Gabe von Curcumin gestört. Je größer die Menge an zugeführtem Curcumin, desto schwerer waren die Schäden an den Embryonen.

Resveratrol

Dieses Polyphenol bilden Pflanzen zur Abwehr von Umwelteinflüssen wie Ozon, Schwermetallen oder Sonnenlicht. Resveratrol wirkt antientzündlich, da es in der Lage ist, freie Sauerstoffradikale abzufangen und so die Entzündungslast im Körper zu reduzieren. Untersuchungen zeigen, dass Resveratrol nicht nur die Zahl an Eizellen, sondern auch die Qualität der Ei- und Samenzellen erhöht. Es kommt unter anderem auch bei der Therapie von Hormonstörungen wie PCOS (S. 93) zur Anwendung, da es den Hormonhaushalt regulieren kann. Bei bestehendem Kinderwunsch sollten Männer und Frauen täglich etwa 120 mg Resveratrol zusätzlich aufnehmen. Ab einem Alter von 40 Jahren werden sogar bis 240 mg empfohlen. In geringen Mengen kannst du diesen Pflanzenstoff über rote Trauben und Beeren, Pflaumen, Äpfel oder dunkle Schokolade (je dunkler, desto besser) aufnehmen. Der Kauf von Bio-Trauben lohnt sich sehr, denn sie enthalten doppelt so viel Resveratrol wie konventionelles Obst und zusätzliche Vitalstoffe.

Für die Schwangerschaftszeit liegen zur Einnahme von Resveratrol noch kaum Erkenntnisse vor. In einer Tierstudie mit Affen zeigte sich durch die zusätzliche Gabe von Resveratrol eine abnorme Entwicklung der Bauchspeicheldrüsen bei den Ungeborenen. Dies kann das spätere Risiko für Diabetes beim Kind erhöhen. Deswegen solltest du während der Schwangerschaft auf Supplemente verzichten und lediglich auf natürliches Resveratrol aus den genannten Lebensmitteln setzen.

Ginseng & Maca

Auch die Pflanzenstoffe aus Ginseng und Maca fördern die Spermienproduktion und -qualität. Spermien, deren Form nicht der Norm entsprach, wurden durch Ginsengextrakt reduziert und die Konzentration, Beweglichkeit und Lebensfähigkeit der Spermien wurde erhöht. Die antioxidative und entzündungshemmende Wirkung trägt zur verbesserten Fruchtbarkeit beider Geschlechter bei.

Macaextrakt steigert laut mehreren Untersuchungen das Samenvolumen, die Anzahl der Spermien im Ejakulat und den Anteil an beweglichen Spermien. Zur Verbesserung der Spermienqualität wird dem Mann daher eine tägliche Aufnahme von 1500 bis 3000 mg Ginsengextrakt und 1000 bis 2000 mg Macaextrakt empfohlen.

Maca scheint zudem bei Frauen positiv auf die Fruchtbarkeit zu wirken: Der Extrakt aus der Macaknolle kann die Regelmäßigkeit der Eisprünge positiv beeinflussen und den Hormonhaushalt regulieren. In der Fachliteratur finden sich aufgrund fehlender Studien keine konkreten Empfehlungen zur Dosierung, um die Fruchtbarkeit von Frauen zu erhöhen. Sichere Dosen Maca- und Ginsengextrakt für die Frau liegen jedoch bei 1000 bis 2000 mg täglich. Die Einnahme kann in der Kinderwunschzeit über 8 bis 12 Wochen erfolgen. In der Schwangerschaft sollten diese Pflanzenstoffe aufgrund fehlender Studien nicht zum Einsatz kommen.

Epigallocatechingallat (EGCG)

Auch die Wirkung des Polyphenols EGCG, das in Grüntee enthalten ist, verbessert nachweislich die Fruchtbarkeit von Frauen. EGCG (aus Grüntee-Extrakt) wirkt antioxidativ, kann entzündungsfördernde Zytokine reduzieren und freie Radikale abfangen. Es wirkt schützend auf das Herz-Kreislauf-System und wird darüber hinaus auch bei Frauen mit Endometriose oder Myomen (gutartigen, östrogenabhängigen Tumoren), die die Fruchtbarkeit einschränken, eingesetzt.

Konkret zeigte eine Veröffentlichung zweier französischer Autoren mit 55 Endometriose-Patientinnen, dass EGCG in der Lage ist, die Vermehrung und Bewegung endometriotischer Zellen zu verringern und so die Fruchtbarkeit positiv zu beeinflussen. Aufgrund der antientzündlichen Wirkung profitiert auch die männliche Fruchtbarkeit von der Einnahme von Grüntee-Extrakt.

Die Bedeutung von Omega-3-Fettsäuren

Du hast bereits erfahren, dass eine annähernd ausgeglichene Omega-3-zu-6-Balance wichtig ist für eine antientzündliche Stoffwechsellage bei Frauen und Männern (S. 44). Diese ist ebenfalls die beste Voraussetzung bei der Planung einer Schwangerschaft, da Ei- und Samenzellen weniger Zellstress ausgesetzt sind und die Fruchtbarkeit dadurch erhöht werden kann. Zudem sind Omega-3-Fettsäuren wichtige Bausteine der Spermienmembranen.

Verschiedene Studien zeigen, dass sich eine schlechtere Spermienqualität mit der gezielten Gabe von Fischöl, das reich an EPA und DHA ist, aufgrund der entzündungshemmenden Wirkung der Omega-3-Fettsäuren signifikant verbessern lässt. In einer Studiensammlung von 2018 zeigte sich eine eindeutige Verbesserung des Sperma-Bewegungsvermögens durch die gezielte Gabe von Omega-3-Fettsäuren. Zudem stieg der DHA-Wert in der Samenflüssigkeit an und die Wahrscheinlichkeit für Schwangerschaft und Lebendgeburten nach künstlicher Befruchtung waren erhöht. Eine dänische Untersuchung kommt zu dem Ergebnis, dass durch die Einnahme von Ergänzungsmitteln aus Fischöl über 3 bis 6 Monate die Hodenfunktion bei Männern verbessert werden kann. Konkret war das Spermavolumen bei denjenigen Männern, die über mehr als 60

Meine Erfahrung mit Fischöl

Schon etwa 1,5 Jahre vor meiner Schwangerschaft begann ich aufgrund immer wiederkehrender Infekte und anhaltender Müdigkeit mit der täglichen Einnahme von gereinigtem Fischöl. Bis heute habe ich mir keinen Infekt eingefangen, ich fühlte mich jederzeit fit und leistungsfähig. Hochwertige Fisch- und Algenöle schmecken kaum fischig. Wer trotzdem kein reines Öl einnehmen möchte, kann auf Kapseln zurückgreifen. Algenöl eignet sich besonders gut bei vegetarischer oder veganer Ernährung. Achte beim Kauf solcher Produkte darauf, dass sie regelmäßigen Analysen der Rohwaren und Kontrollen auf Schwermetalle und Schadstoffe unterliegen. Untersuchungen zeigen, dass Fische wie Forelle, Saibling, Lachs oder Hering durchschnittlich 10 bis 40 µg/kg Methylquecksilber enthalten. Zander, Kabeljau und Heilbutt liegen bereits bei 45 bis 100 µg/kg. Die höchsten Methylquecksilberwerte wurden in großen Fischen, die am Ende der Nahrungskette stehen, wie in Thunfisch (184 µg/kg), Schnapper (256 µg/kg) und Butterfisch (677 µg/kg) gefunden. Neben organischem Methylquecksilber findet sich in Fisch auch noch anorganisches Quecksilber. Zum Vergleich: Hochwertiges und gereinigtes Fischöl enthält weniger als 2 µg Gesamtquecksilber pro Kilogramm.

Tage Fischölpräparate einnahmen, größer als bei denen, die weniger als 60 Tage oder gar nicht supplementierten. Weiterhin konnte die Hormonlage neutralisiert und optimiert werden. Zur Verbesserung der Spermienqualität werden dem Mann täglich 2 g eines qualitativ hochwertigen Fisch- oder Algenölpräparats empfohlen, dass EPA und DHA enthält.

Für die Schwangerschaftszeit ist die Studienlage sogar noch besser, denn die Einnahme von Omega-3-Fettsäuren zeigt gute Effekte:

- verbesserte Gehirn- und Kognitionsentwicklung beim Baby
- vermindertes Frühgeburten- und Präklampsierisiko
- längere Schwangerschaftsdauer und höheres Geburtsgewicht
- geringeres Risiko für den Tod des Ungeborenen und des Neugeborenen unmittelbar vor und nach der Geburt

Außerdem gibt es auch Belege dafür, dass einjährige Kinder besser sprechen und verstehen, wenn Mütter langfristig Omega-3-Fettsäuren supplementieren. Darüber hinaus verringert sich das Risiko für atopische Erkrankungen wie Heuschnupfen, Neurodermitis oder allergisches Asthma beim Kind um etwa 30 bis 50 Prozent. Weiterhin zeigt sich für die Mütter ein geringeres Risiko für Depressionen nach der Schwangerschaft, auch als Babyblues oder Wochenbettdepression bekannt.

Die DGE empfiehlt pauschal 200 mg DHA täglich zu supplementieren, unabhängig vom jeweiligen Omega-3-Spiegel der Schwangeren. Jedoch genügt dies oft nicht, denn die meisten Schwangeren hierzulande weisen einen Mangel an Omega-3-Fettsäuren auf. Es gibt aber auch Belege dafür, dass ein zu hoher Spiegel zu Komplikationen führen kann. Deshalb sollte jede Frau bereits vor Eintritt einer Schwangerschaft unbedingt ihren HS-Omega-3-Index messen lassen. Der optimale Bereich liegt bei etwa 8 bis 11 Prozent. In diesem Zielbereich kann eine Schwangerschaft laut Studienlage schneller entstehen und es bestehen weniger Risiken für Frühgeburt, Präeklampsie, Schwangerschaftsdiabetes, Wochenbettdepressionen sowie allergische oder neurokognitive Erkrankungen beim Kind. Während der Schwangerschaft sollten je nach Körpergewicht täglich mindestens 2 g Fisch- oder Algenöl mit EPA und DHA ergänzt werden, um im optimalen Bereich zu bleiben.

Am besten bittest du deine*n Ärzt*in um die Bestimmung des Status oder du testet diesen ganz bequem per Selbsttest von zu Hause. Nach der Auswertung erhältst du Hinweise, wie du den Omega-3-Spiegel in den optimalen Zielbereich bringen kannst. Zur Kontrolle sollte der Test nach etwa 3 Monaten wiederholt werden.

Interview mit Dr. med. Volker Schmiedel: Omega-3-Fettsäuren

Arzt im ganzheitlichen Ambulatorium Paramed in Baar (Schweiz) und Blogger eines YouTube-Videokanals

Omega-3-Fettsäuren sind aufgrund ihrer hervorragenden antientzündlichen Wirkung in den letzten Jahren verstärkt in den Fokus der Forschung gerückt. Viele Untersuchungen zeigen positive Effekte auf die Fruchtbarkeit, vor allem auf die Spermienqualität sowie auf den Schwangerschaftsverlauf. Wo liegt Ihrer Meinung nach der größte Nutzen?

Ja, interessanterweise gibt es hierzu sogar mehr Studien zu den Männern als zu den Frauen. Man hat Folgendes festgestellt: Je höher die Omega-3-Fettsäure-Werte lagen, desto mehr normal geformte Spermien wiesen die Männer auf. Zudem ist laut einer Studie die Omega-3-zu-6-Bilanz bei fruchtbaren Männern ganz deutlich verbessert gegenüber unfruchtbaren Männern. Das heißt, sie nehmen deutlich mehr entzündungsfördernde Omega-6-Fettsäuren aus Wurst, Fleisch und Sonnenblumenöl auf. In einer weiteren Studie hat man unfruchtbaren Männern fast 2 g EPA und DHA, die beiden wichtigen marinen Omega-3-Fettsäuren, gegeben. Und siehe da: Die Spermienzahl stieg von 38 auf 61 Millionen. Und auch die Konzentration der Spermien pro Milliliter wurde mehr als verdoppelt. Das sind einfach unglaubliche Zahlen. In der Männerheilkunde ist noch viel zu wenig bekannt, dass man in Sachen Fertilität mit Omega-3-Fettsäuren therapeutisch tatsächlich etwas erreichen kann.

Viele Frauen, die nicht schwanger werden, lassen die Ovarien stimulieren, sodass mehr Follikel und mehr Eizellen entstehen. In Studien wuchsen durch die Omega-3-Einnahme mehr Follikel. In solchen Fertilitätsprozessen ist Omega 3 aber leider so gut wie nie ein Thema. Es ist unglaublich. Auch in einem aktuellen Review zu Empfehlungen bei PCOS wird die Erhöhung von Omega-3-Fettsäuren genannt. PCOS-Patientinnen sollten demnach auch Omega-3-Fettsäuren zuführen.

Der Nutzen ist weiterhin während einer Schwangerschaft gut erforscht: Eine Metaanalyse mit 70 verschiedenen Studien und 20.000 Frauen zeigt, dass das Risiko für Frühgeburten vor der 34. Schwangerschaftswoche, also für die gefährlichen Frühgeburten, unter der Einnahme von Omega-3-Fettsäuren fast halbiert ist. Bei einer weiteren Studie mit 600 Frauen, denen man 600 mg DHA aus Algenöl gab, also das 3-Fache der DGE-Empfehlung, kam es bei lediglich 0,6 Prozent zu Frühgeburten vor der 34. Schwangerschaftswoche; in der Placebogruppe waren es 4,8 Prozent. Also konnte man fast 90 Prozent der Frühgeburten in dieser Studie verhindern. Perinataler Tod, also die Sterblichkeit bis zum 7. Tag nach der Geburt pro tausend Geburten, ist um 25 Prozent verringert, und wir haben ein um 16 Prozent niedrigeres Risiko für Präeklampsie. Eine weitere Studie zeigt bei etwa 3700 Geburten 62 Todesfälle unter Omega-3-, aber 83 unter Placebo-Einnahme. Das ist zwar eine sehr geringe relative Risikoreduktion, aber in absoluten Zahlen bedeutet es 21 tote Babys weniger in dieser Studie. Auf ganz Deutschland hochgerechnet sind dies etwa 2000 tote Babys weniger pro Jahr durch Omega-3-Einnahme.

Und wenn wir weiter in die Zukunft schauen, zeigt sich, dass sich auch das Allergierisiko für die Kinder deutlich verringert, wenn die Mutter während der Schwangerschaft gut mit Omega-3-Fettsäuren versorgt ist. Unter Placebo-Einnahme wies jedes 3. Kind eine Allergie auf, unter Omega-3-Gabe waren es nur 13 Prozent. Und es kommt noch besser: Die Intelligenz- und Kognitionsentwicklung ist bei den Kindern deutlich verbessert. Konkret waren das Wortverständnis und auch der aktive Wortschatz der Kinder im Alter von 14 Monaten viel besser gegenüber der Kontrollgruppe, wenn die Mütter 400 mg DHA während der Schwangerschaft eingenommen hatten. Die Kinder konnten besser sprechen und auch besser verstehen.

Noch dazu leiden 10 bis 15 Prozent aller Mütter unter Depressionen nach der Geburt. Das bedeutet großes Leid für die Frauen und die Babys. Je höher der Omega-3-Index in Untersuchungen war, desto niedriger waren die Depressionswerte. Der Omega-3-Index beschreibt die Summe aus den beiden Omega-3-Fettsäuren EPA und DHA. Bei Werten über 6 Prozent gab es keine Depressionen mehr. Mit 2 bis 3 g marinen Omega-3-Fettsäuren während der Schwangerschaft, je nach Körpergewicht der Frau, können also Depressionen vermieden werden.

Mir wurde während der Schwangerschaft empfohlen, 2-mal pro Woche fettigen Seefisch zu konsumieren, der viele Omega-3-Fettsäuren enthält. Allerdings sind Fische mittlerweile so stark mit Schwermetallen und anderen Umweltgiften belastet, dass Fischkonsum nicht mehr empfohlen werden kann. Sollte man bei bestehendem Kinderwunsch und während der Schwangerschaft Ihrer Meinung nach lieber gänzlich auf Fisch verzichten?

Auch dazu gibt es eine Studie. Gesunde Schwangere wurden zu ihrer Ernährung befragt und bei der Geburt wurde das Nabelschnurblut auf Quecksilber untersucht. Hatten die Frauen viel Fisch gegessen, lag der Wert meist über 5 µg/l. Klingt erst mal nicht viel, wenn man das aber einmal mit der deutschen Trinkwasserverordnung vergleicht, stellt man fest, dass ein Wasser mit einem Quecksilbergehalt von 1 µg/l nicht durch die Leitung gehen darf. Das ist strengstens verboten. Aber das ungeborene Kind einer Schwangeren ist 24 Stunden am Tag mit Blut versorgt, das die 5-fache Menge enthält. Das nenne ich eigentlich Vergiftung. Ich bin also der Meinung: Eigentlich sollten Schwangere gar keinen Fisch essen. Wenn es ganz selten mal ein kleinerer Fisch ist, Sardine oder Hering, dann ist das völlig okay. Aber die großen Fische wie Schwertfisch oder Thunfisch würde ich der Schwangeren strengstens verbieten. In hochwertigen, gereinigten Fischölprodukten sind so geringe Mengen an Quecksilber, Blei und Cadmium enthalten, dass diese unterhalb der Nachweisgrenze liegen, die im Labor heute ziemlich streng ist.

Man liest immer wieder, dass auch Leinöl, Walnüsse oder Hanfsamen zur Versorgung mit Omega-3-Fettsäuren beitragen. Stimmt das?

Leider nein. Diese pflanzliche Omega-3-Fettsäure, die Alpha-Linolensäure in Leinöl oder Hanföl, wird vom Körper nur zu einem ganz geringen Teil von höchstens 0,5 bis 10 Prozent in die wichtigen, antientzündlich wirkenden Omega-3-Fettsäuren EPA und DHA umgewandelt. Also brauchen wir dazu noch Fisch- oder Algenöl, das direkt EPA und DHA liefert, wenn wir gesundheitlich von den Omega-3-Fettsäuren profitieren wollen. In Leinöl sind immerhin ganze 58 Prozent Alpha-Linolensäure enthalten und Hanföl hat 20 Prozent. Diese Öle kann man als Ergänzung daher sehr gut verwenden. Raps wurde durch Zucht so stark verändert, dass viele Rapsölsorten nur noch etwa 3 Prozent enthalten. Das liegt daran, dass die Junk-Food-Hersteller Rapsöl so besser zum Frittieren verwenden können. Ich höre auch immer wieder, dass Avocado- oder Olivenöl angeblich hohe Anteile der pflanzlichen Omega-3-Fettsäure haben, aber das sind Fake News. Diese Öle haben weniger als 1 Prozent Alpha-Linolensäure.

Laut DGE sollte jeder Erwachsene Alpha-Linolensäure zu 0,5 Prozent seiner gesamten Nahrungsenergie aufnehmen. Das ist nach meiner Ansicht eine wirklichkeitsfremde Empfehlung. Man muss den Menschen konkretere Empfehlungen geben. Dies entspricht nämlich etwa 1 EL Leinöl oder 3 EL Hanföl. Aber die Alpha-Linolensäure ist eben nicht die wichtige antientzündliche Omega-3-Fettsäure, das sind EPA und DHA.

Welche Produkte und welche Dosierung empfehlen Sie zur Vorbereitung auf eine Schwangerschaft und während der Schwangerschaft?

Bei bestehendem Kinderwunsch oder spätestens direkt nach Bekanntwerden der Schwangerschaft und ein weiteres Mal am Ende der Schwangerschaft sollte eine Fettsäureanalyse durchgeführt werden, um den aktuellen Omega-3-Index zu ermitteln und gezielt die marinen Omega-3-Fettsäuren zuzuführen. Nach meiner Schätzung sind 80 Prozent der Fischölkapseln auf dem deutschen Markt verdorben. Man kann das testen, indem man draufbeißt: Wenn es tranig und sehr fischig schmeckt, sollte man das Mittel auf keinen Fall einnehmen. Frische und qualitativ hochwertige Fisch- oder Algenölpräparate als reines Öl oder Kapseln zeichnen sich dadurch aus, dass sie fast nicht nach Fisch schmecken.

Die DGE und auch die gynäkologischen Fachgesellschaften empfehlen mittlerweile 200 mg DHA während der Schwangerschaft, weil es für die Gehirnentwicklung des Kindes so wichtig ist. Für mich ist das aber noch viel zu wenig. Ich empfehle Frauen und Männern, die einen Kinderwunsch haben, 2 g Fisch- oder Algenöl mit EPA und DHA täglich und Schwangeren 3 g. Die Empfehlungen beziehen sich jeweils auf 75 kg Körpergewicht, wenn eine Frau nur 50 oder 60 kg wiegt, dann sollte sie etwas weniger nehmen.

Viele schrecken vor den Kosten für die Präparate zurück. Ich habe das einmal ausgerechnet: Wenn ich 2 g Fischöl zu mir nehme, kostet das knapp 1 Euro pro Tag.

Aminosäuren für die Fruchtbarkeit

Wie bereits im Kapitel »Makronährstoffe & Gewichtsentwicklung« (S. 39) beschrieben, nehmen Aminosäuren, aus denen Proteine bestehen, eine wichtige Rolle bei verschiedenen Prozessen im menschlichen Organismus ein. Viele Nahrungsergänzungspräparate für die Kinderwunschzeit enthalten mittlerweile verschiedene Aminosäuren. Vor allem vegetarisch oder vegan lebende Menschen sollten Aminosäuren zur Steigerung der Fruchtbarkeit und während der Schwangerschaft ergänzen.

L-Carnitin

Die natürliche Eiweißverbindung L-Carnitin kann der Körper aus anderen Aminosäuren selbst herstellen. Der Mensch benötigt es für verschiedene Stoffwechselvorgänge, zum Erhalt der Leistungsfähigkeit und zur Energieproduktion, denn L-Carnitin transportiert Fettsäuren in die Mitochondrien, wo die Fette in Energie umgewandelt werden. Ein Mangel an L-Carnitin beim Mann kann durch eine unzureichende Ernährung (vor allem bei vegetarischer oder veganer Lebensweise), aber auch durch eine Stoffwechselstörung verursacht werden. Die Konzentration von L-Carnitin beeinflusst laut einer italienischen Studie mit 170 unfruchtbaren Männern auch die männliche Fruchtbarkeit. Konkret erhöht sich die Konzentration, die Gesamtzahl und die Beweglichkeit der Spermien mit höherem L-Carnitin-Spiegel. Frauen, deren Partner L-Carnitin einnahmen, wurden 3-mal häufiger schwanger als Frauen, deren Partner darauf verzichteten. Männern mit Kinderwunsch wird zur Verbesserung der Spermienqualität daher die Einnahme von 1500 bis 3000 mg L-Carnitin täglich empfohlen.

Während der Schwangerschaft benötigt das ungeborene Kind besonders viele Fettsäuren zur Energieproduktion, also auch L-Carnitin. Bereits ab der 12. Schwangerschaftswoche sinken die Werte an freiem L-Carnitin der Mutter. Schwangere Frauen, denen in Studien vorsorglich L-Carnitin verabreicht worden war, zeigten zudem eine deutliche Verbesserung der Insulinresistenz und -sensitivität. Hintergrund ist die Tatsache, dass die Aminosäure auch eine Steuerungsfunktion bei der Verstoffwechselung von Kohlenhydraten einnimmt. Damit verringerte sich gleichzeitig das Risiko für die Entwicklung eines Schwangerschaftsdiabetes. Schwangere sollten vor allem bei fleischloser Ernährung spätestens ab der 20. Schwangerschaftswoche etwa 1000 bis 2000 mg L-Carnitin zuführen.

Größere Mengen an L-Carnitin stecken vor allem in tierischen Lebensmitteln, wie in Rind- oder Lammfleisch, während Pfifferlinge oder getrocknete Steinpilze nur geringe Mengen enthalten.

L-Arginin

Diese semi-essenzielle Aminosäure kann der Körper zum Teil aus anderen Aminosäuren selbst herstellen, zum anderen Teil muss L-Arginin über die Nahrung aufgenommen werden. Schon in den 1970er Jahren konnte bewiesen werden, dass L-Arginin die Menge an Spermien erhöht. Später zeigte sich in weiteren Untersuchungen, dass durch die Gabe von L-Arginin auch ihre Beweglichkeit zunahm. Eine Supplementierung von bis zu 3000 mg täglich kann für den Mann bei Kinderwunsch deswegen klar empfohlen werden.

Lange wurde vermutet, dass ein Mangel an L-Arginin die Einnistung des Embryos stören kann, weil die Aminosäure zum Aufbau der Gebärmutterschleimhaut beiträgt. Österreichische Wissenschaftler*innen legen nun aber nahe, dass die Abnahme des Arginins vor der Schwangerschaft keine Mangelerscheinung, sondern in Vorbereitung auf eine Schwangerschaft einen notwendigen Schutzmechanismus des Immunsystems darstellen könnte. So werden gewisse Immunreaktionen unterdrückt, die dem Embryo schaden könnten. Deswegen kann für die Kinderwunschzeit der Frau keine Empfehlung zur zusätzlichen Einnahme von L-Arginin gegeben werden.

Für die Zeit während der Schwangerschaft führt L-Arginin dagegen laut einer Metaanalyse eines japanischen Wissenschaftlers mit 45 Studien bei Frauen mit zuvor schlechten Schwangerschaftsergebnissen zu besseren Ergebnissen. So kam es zur signifikanten Verringerung des Risikos einer Frühgeburt, eines Atemnotsyndroms und einer Wachstumsverzögerung bei den Neugeborenen sowie zur Erhöhung des Geburtsgewichts und der Schwangerschaftsdauer. Die Autoren kamen zu dem Ergebnis, dass L-Arginin als Ergänzungspräparat für jene Frauen zumindest mäßig empfohlen werden kann, die eine Vorgeschichte mit schlechten Schwangerschaftsergebnissen, ein hohes Risiko für Präeklampsie (S. 15), Bluthochdruck während der Schwangerschaft oder leichten chronischen Bluthochdruck haben. Für eine konkrete Empfehlung zur präventiven Einnahme von L-Arginin während der Schwangerschaft bedarf es allerdings weiterer Studien.

Obwohl auch pflanzliche Lebensmittel wie Haselnüsse, Pinienkerne, Sojabohnen oder Mandeln L-Arginin enthalten, befinden sich die größten Mengen der Aminosäure in tierischen Lebensmitteln. Wer sich vegetarisch oder vegan ernährt, sollte also eine zusätzliche Einnahme von L-Arginin in Erwägung ziehen.

Übersicht über die täglichen Vitalstoffempfehlungen zur Steigerung der Fruchtbarkeit bei Kinderwunsch und zum Erhalt der Vitalstoffspiegel während der Schwangerschaft bei gesunden Männern und Frauen ohne Vitalstoffmangel

Vitalstoff	Kinderwunsch		Schwangerschaft
	Frauen	Männer	
Vitamin A	700 µg	850 µg	1100µg
Vitamin C	100 mg	115 mg	100–150 mg
Vitamin E	12 mg	14 mg	13 mg
Folsäure	400–800 µg	400–800 µg	800 µg
Vitamin B_6	1,4 mg	1,6 mg	1,5 mg: 1. Trimenon 1,8 mg: 2.–3. Trimenon (Bei Schwangerschaftsübelkeit können Dosen von täglich bis zu 3-mal 20 mg die Beschwerden lindern.)
Vitamin B_{12}	5–50 µg	5–50 µg	5–50 µg
Coenzym Q_{10}	200 mg	200–300 mg	–
Myo-Inositol	2 × 2 g (besonders empfehlenswert bei PCOS-Patientinnen)	< 2 g (besonders empfehlenswert bei Männern mit metabolischem Syndrom oder gestörtem Hormonhaushalt)	–
Vitamin D	20–40 i. E. pro kg Körpergewicht (im Sommer) 40–60 i. E. pro kg Körpergewicht (im Winter)	20–40 i. E. pro kg Körpergewicht (im Sommer) 40–60 i. E. pro kg Körpergewicht (im Winter)	5000 i. E.
Eisen	20–50 mg	20–50 mg	30–50 mg
Jod	150–200 µg	150–200 µg	150–200 µg

Vitalstoff	Kinderwunsch		Schwangerschaft
	Frauen	Männer	
Kalzium	1000 mg	1000 mg	1200 mg
Magnesium	350–400 mg	350–400 mg	200–400 mg
Zink (Menge abhängig von der Phytatzufuhr; bei hohem Konsum von Getreide und Hülsenfrüchten sollten jeweils die Obergrenzen angestrebt werden.)	10 mg	10–20 mg	10–20 mg
Selen	75–150 µg	< 200 µg	100–200 µg
Curcumin	< 3 g	< 3 g	–
Resveratrol	120 mg (bis 40 Jahre) 240 mg (ab 40 Jahren)	120 mg (bis 40 Jahre) 240 mg (ab 40 Jahren)	–
Ginsengextrakt	1000–2000 mg	1500–3000 mg	–
Macaextrakt	1000–2000 mg	1000–2000 mg	–
EGCG	2-mal 170 mg	2-mal 170 mg	–
Omega-3-Fettsäuren	2 g	2 g	2–3 g
L-Carnitin (Vor allem bei vegetarischer und veganer Ernährung ist eine Supplementierung empfehlenswert.)	1000–2000 mg	1500–3000 mg	1000–2000 mg (ab der 20. Schwangerschaftswoche)
L-Arginin (Vor allem bei vegetarischer und veganer Ernährung oder für Schwangere mit erhöhtem Risiko für Präeklampsie oder chronisch erhöhtem Blutdruck kann eine Supplementierung sinnvoll sein.)	–	< 3000 mg	nach ärztlicher Absprache

Durchschnittswerte; bei angegebenen Wertebereichen sollte der Vitalstoff je nach Körpergewicht zugeführt werden; jede Einnahme von Nahrungsergänzungspräparaten sollte auf Grundlage einer Vitalstoffanalyse erfolgen und mit den behandelnden Ärzt*innen abgestimmt werden.

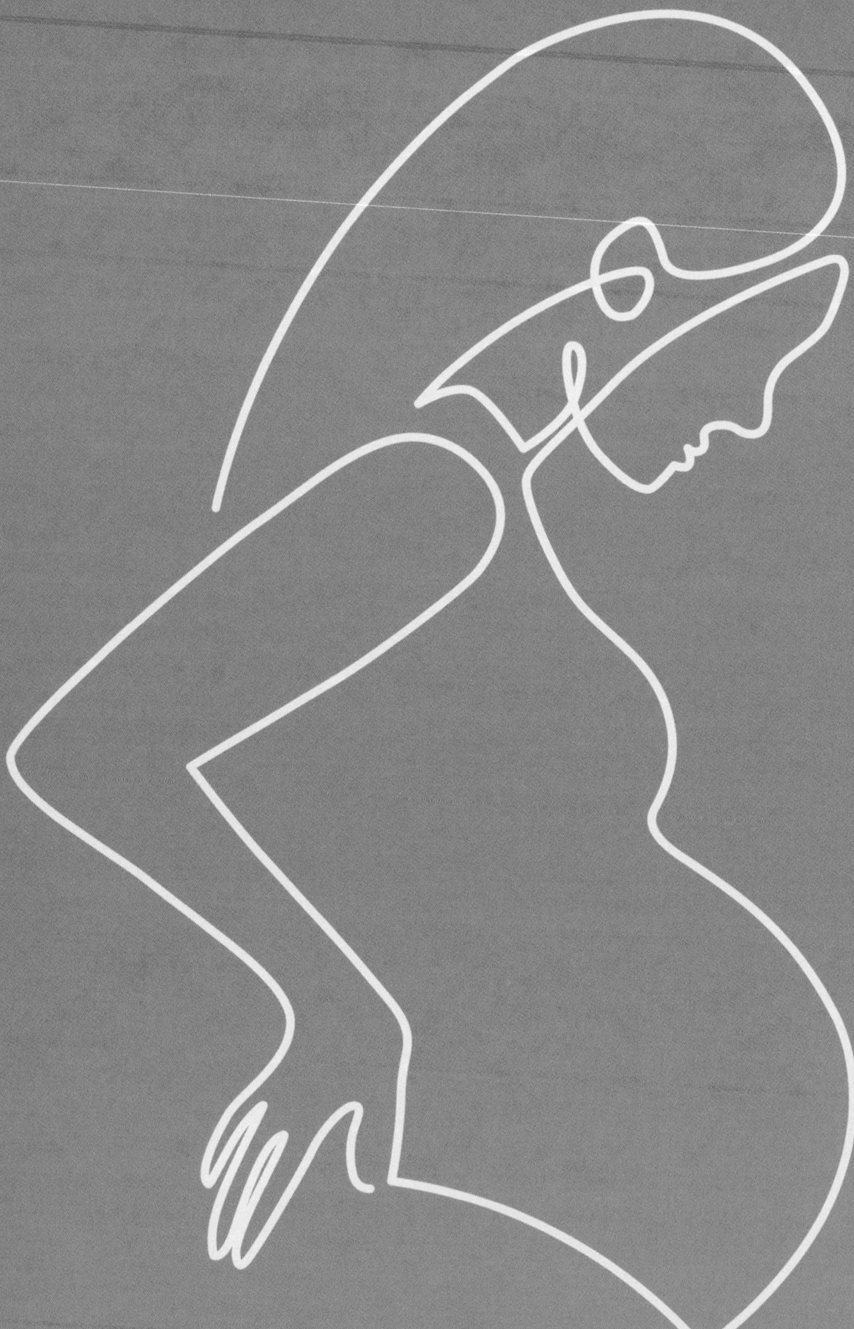

Beschwerden vor und in der Schwangerschaft

Viele Paare müssen diverse Hindernisse auf dem Weg zum Wunschkind überwinden. Hier erfährst du, was du bei bestehenden Beschwerden konkret tun kannst.

Hindernisse bei Kinderwunsch

Beschwerden nach dem Absetzen der Antibabypille, hormonelle Störungen oder Endometriose können die Zeit bis zur Empfängnis erheblich verzögern.

Das folgende Kapitel gibt praktische Tipps, wie du diesen Störungen und Beschwerden mit bestimmten Lebensmitteln und Nährstoffen auf natürliche Art entgegenwirken und vorbeugen kannst.

Post-Pill-Syndrom

Für einige Frauen beginnen mit dem Kinderwunsch und dem gleichzeitigen Absetzen der Antibabypille eine Reihe von Beschwerden. Der Begriff Post-Pill-Syndrom beschreibt die unterschiedlichen Symptome dieser Hormonumstellung des Körpers. Dazu gehören verlängerte oder verkürzte Zyklen, ausbleibende Periode, Regelschmerzen, starke Blutungen, Gewichtszunahme, Haarausfall, Haut- oder Darmprobleme. Die Ursache ist die gestörte Kommunikation zwischen den Eierstöcken und anderen hormonbildenden Drüsen im Körper. Dadurch kommt es zu unkoordinierten Hormonausschüttungen. Nahrungs- und Umweltgifte wie Schwermetalle, BPA oder Xenoöstrogene, aber auch Vitalstoffmängel können diese Symptome noch verstärken. Verschiedene Studien zeigen, dass die Rückkehr der Fruchtbarkeit bei einem Großteil der Frauen verzögert ist.

Was hilft?

Eine entzündungshemmende Lebensweise durch die Zufuhr von ausreichend Vitalstoffen über die Ernährung, viel Bewegung, genügend Schlaf und Maßnahmen zur Stressprävention können dem Körper helfen, diese Hormonumstellung zu bewältigen. Lebensmittel wie Kohlsorten, grünes Blattgemüse, Brokkolisprossen, Zwiebeln und Knoblauch oder fermentiertes Gemüse können den Hormonabbau unterstützen. Und auch Pflanzenstoffe wie Resveratrol, EGCG, Maca oder Mönchspfeffer sind bekannt für ihre hormonregulierende Wirkung.

Eine weitere hormonregulierende Methode ist das Seed Cycling. Dabei nimmst du zur Regulierung des Östrogens in der ersten Zyklushälfte über 14 Tage, also vom ersten Tag der Menstruation bis zum Eisprung, je 1 TL Hanfsamen und zerkleinerte Kürbiskerne zu dir. In der 2. Zyklushälfte, also vom 14. Tag bis zur Menstruation, nimmst du jeweils 1 TL Sonnenblumen- und Sesamkerne ein, um die Progesteronproduktion zu fördern.

Meine Erfahrung mit Mönchspfeffer

Ich selbst litt einige Wochen nach dem Absetzen der Antibabypille unter starken Unterleibsschmerzen. Nach einigen Recherchen im Internet versuchte ich mein Glück mit dem pflanzlichen Wirkstoff Agnus castus (Mönchspfeffer). Schon nach 2 Wochen waren die Beschwerden überwunden, und im darauffolgenden Zyklus wurde ich schwanger.

Polyzystisches Ovarialsyndrom

Beim Polyzystischen Ovarialsyndrom (PCOS) handelt es sich um eine Hormonstörung, von der etwa 10 Prozent der Frauen im gebärfähigen Alter betroffen sind. Laut Fachliteratur wird die Erkrankung hauptsächlich durch die Resistenz der Zellen gegen das Hormon Insulin ausgelöst. Diese bewirkt, dass der Blutzuckerspiegel nicht mehr auf natürlichem Wege reguliert wird. Die Ursache dafür scheint zum einen zu viel viszerales Fettgewebe zu sein. Darunter versteht man in der Bauchhöhle und an den Bauchorganen gespeichertes Fett. Aber nicht nur übergewichtige, auch schlanke Frauen haben aufgrund eines ungesunden Lebensstils (Ernährungsfehlverhalten und Bewegungsmangel) oft hohe Viszeralfettwerte. Langfristig können Diabetes Typ 2 oder ein späterer Schwangerschaftsdiabetes die Folge sein.

Was hilft?

Wirksame Maßnahmen zum Gewichtsverlust sind mehr Alltagsbewegung und Sport sowie regelmäßiges Fasten. Zudem sollten hauptsächlich Lebensmittel gegessen werden, die den Blutzuckerspiegel nicht allzu stark ansteigen lassen und somit keine hohe Insulinausschüttung provozieren. Das bedeutet, möglichst auf raffinierten Zucker, Honig und Sirup sowie gesüßte Getränke und Milchprodukte, Weißmehlprodukte sowie Back- und Süßwaren zu verzichten.

Zur Behandlung des PCOS empfiehlt sich neben der Versorgung mit B-Vitaminen, Eisen und Magnesium auch die vitaminähnliche Substanz Myo-Inositol als Nahrungsergänzung. Vitalstoffmängel befeuern die Symptome des PCOS und sollten demnach behoben werden.

Auf die Darmgesundheit achten

Wenn PCOS vorliegt, solltest du auch in die Darmgesundheit investieren, denn PCOS korreliert mit erhöhten Zonulinkonzentrationen im Blutserum. Zonulin ist ein Protein, das Aufschluss über die Durchlässigkeit der Darmwand gibt. Wenn die Darmbarriere gestört ist, strömen giftige Verfallsprodukte von Bakterien vermehrt ins Blut, wodurch sich eine Insulinresistenz entwickeln kann. Im Vergleich zu normalgewichtigen Frauen ohne PCOS ist bei Frauen mit PCOS und Adipositas die Bakterienvielfalt in der Darmflora geringer. Diese reduzierte Artenvielfalt geht mit einem erhöhten Testosteronspiegel einher, und je mehr Testosteron vorhanden ist, desto höher sind auch die Spiegel von verschiedenen Entzündungsmarkern im Blut. So entstehen wiederum sogenannte Silent Inflammations, also chronische Entzündungen, die die Fruchtbarkeit beeinträchtigen.

Der Einfluss von endokrinen Disruptoren

Neue Hinweise legen nahe, dass nicht nur ein hoher Viszeralfettanteil, sondern auch verschiedene Umweltgifte PCOS verursachen, denn die Erkrankung wird immer häufiger bei schlanken und gesunden jungen Frauen diagnostiziert. Besonderen Einfluss scheinen endokrine Disruptoren wie BPA und dessen Analoga, Weichmacher oder Parabene in Körperpflegeprodukten zu haben, da diese Stoffe die Hormonlage beeinflussen, vor allem den Östrogenspiegel.

Endometriose

Endometriose ist mit 10 bis 15 Prozent eine der häufigsten Funktionsstörungen bei Frauen im gebärfähigen Alter. Es handelt sich dabei um Wucherungen oder die Ausbreitung von Gebärmuttergewebe in Form von Entzündungsherden oder Zysten im Unterleib. Vermutet wird, dass die Erkrankung durch ein gestörtes Immunsystem ausgelöst wird und Stress oder Fehlernährung diese befeuern. Dadurch verkrampft sich die Gebärmutter während der Periode übermäßig. Blut und Schleimhaut der Gebärmutter gelangen vermehrt über die Eileiter in den Bauchraum. Hier schaffen es die Fresszellen, also unsere erste Abwehrbarriere, nicht, das überschüssige Gewebe zu beseitigen. Folglich kommt es zur Anlagerung des Gewebes im Bauchraum, das unter hormonellen Einflüssen, etwa durch Xenoöstrogene, wächst. Auf diese Gewebewucherungen reagiert wiederum das Immunsystem sehr stark: ein Teufelskreis. Dieser Vorgang kann

Schon gewusst?

Mit dem regelmäßigen Verzehr von rotem Fleisch verdoppelt sich das Risiko für Endometriose. Der Verzehr von grünem Gemüse verringert dieses Risiko hingegen um 70 Prozent, der von Obst um 40 Prozent. Eine pflanzenbasierte sowie ballaststoff- und vitalstoffreiche Ernährung aus biodynamischer Landwirtschaft wirkt Entzündungen und freien Radikalen entgegen, reguliert den Hormonhaushalt und kann die Beschwerden bei Endometriose senken.

zu verschiedenen Symptomen führen: starke Monatsblutungen, begleitet von Unterleibsschmerzen oder -krämpfen, Rückenschmerzen oder Darmprobleme bis hin zu Autoimmunerkrankungen.

Schätzungen zufolge sind etwa 30 bis 50 Prozent der Endometriose-Patientinnen unfruchtbar, weil das angelagerte Gewebe die Eileiter verklebt oder andere Organfunktionen beeinträchtigt. Mehreren Untersuchungen zufolge fanden sich bei Frauen mit ausgeprägter Endometriose häufiger Umweltgifte im Fettgewebe als bei Frauen ohne diese Erkrankung. Unter anderem zeigten sich erhöhte Schwermetallkonzentrationen. Weiterhin bestehen Zusammenhänge zwischen erhöhten BPA-Konzentrationen und Endometriose sowie aggressiverem Verhalten des Nachwuchses, wenn Mütter während der Schwangerschaft verstärkt mit BPA belastet waren.

Je stärker die Belastung mit hormonell wirkenden Umweltgiften wie Schwermetallen, BPA oder Pestiziden, desto ausgeprägter ist die Erkrankung. Außerdem scheinen Endometriose-Patientinnen durch diese Umweltgifte sowohl unter erhöhtem Zellstress als auch unter einer Inaktivität bestimmter Enzyme zu leiden, die normalerweise die Entgiftung fördern. Darüber hinaus zeigen sich bei betroffenen Frauen häufig Mängel bestimmter Mikronährstoffe wie Folsäure, Zink, der Vitamine C, E, B_6, B_{12} und Omega-3-Fettsäuren.

Was hilft?

Sicher scheint auf jeden Fall zu sein, dass die Supplementierung von hochwertigen Omega-3-Fettsäuren (EPA und DHA) in der Kombination mit Vitamin B_{12} zur Linderung der Beschwerden beiträgt. Außerdem gibt es erste Hinweise dafür, dass eine Umstellung auf eine pflanzenbasierte Ernährung das Risiko für diese Erkrankung reduzieren kann. Vor allem Zitrusfrüchte wirken schützend. Je höher die Vitalstoffdichte der Nahrung, desto besser. Der Verzehr von viel rotem Fleisch und tierischen Fetten, Milch- und glutenhaltigen Produkten sowie Fertignahrung, Koffein und Alkohol lässt hingegen das Risiko für eine Erkrankung steigen.

Empfehlungen bei Endometriose & PCOS

Bereich	Maßnahmen & Produkte
Ernährungs-empfehlungen	naturbelassene Ernährung mit reichlich Salaten, Gemüse (auch fermentiertes Gemüse), Kräutern und 2 bis 3 Stücken Obst in Bio-Qualität; fructosearmes Obst bei Übergewicht oder Adipositas und bei viszeralem Fettgewebe; Gemüse garen oder dämpfen
	antientzündlich wirkende Lebensmittel wie Zitrusfrüchte, rote Beeren, rote Trauben, Bärlauch oder Koriander
	hochwertiges kaltgepresstes Olivenöl, Leinöl oder Hanföl für Dressings
	Butterschmalz, Ghee oder Kokosöl zum Braten bei hohen Temperaturen
	Kartoffeln, Süßkartoffeln, Natur- oder Wildreis, glutenfreie Getreidesorten
	Weidebutter und pflanzliche Milchalternativen ohne Zusatz von Öl
Verzichts-empfehlungen	Verzicht auf vitalstoffarme und gezuckerte Back- und Süßwaren
	Verzicht auf Alkohol, Fertignahrung, Fast Food und Lebensmittel aus Konservendosen und Plastikverpackungen sowie Ersatz-, Zusatz- und Konservierungsstoffe
	Verzicht auf tierische Milchprodukte (Ausnahme: Sauermilchprodukte wie zuckerfreier Naturjoghurt oder Kefir)
	Verzicht auf entzündungsfördernde Pflanzenöle (Sonnenblumen-, Raps-, Distel-, Erdnuss-, Maiskeim- oder Sojaöl)
Supplement-Empfehlungen	Vitamin D (S. 66)
	Magnesium (450 mg pro Tag)
	Omega-3-Fettsäuren (2 g Fisch- oder Algenöl mit EPA und DHA pro Tag)
	Curcumin (maximal 3 g pro Tag)
	Grüntee-Extrakt (350–480 mg pro Tag)
	Myo-Inositol (2-mal 2 g pro Tag) bei PCOS und Betroffenen von Endometriose mit Übergewicht oder Adipositas
	Nach Blut- und Stuhlanalyse: Darmaufbaukur (Pro- und Präbiotika) über mehrere Monate
	Nach Vitalstoffanalyse gegebenenfalls Vitamine C und E, Zink, Selen, B-Vitamine

Weiterhin hat sich herausgestellt, dass das Mikrobiom im Darm und das damit verbundene Immunsystem eine wichtige Rolle bei der Endometriose spielen. Ist die Darmwand geschädigt und durchlässig, gelangen nicht nur Giftstoffe in die Blutbahn, es werden auch deutlich weniger Vitalstoffe vom Körper aufgenommen. Deswegen ist es für Betroffene besonders wichtig, den Darm zu pflegen. Zunächst sollte über eine Blut- und Stuhlanalyse der Status quo ermittelt werden. Anschließend kann eine gezielte Therapie zum Aufbau der Darmwand erfolgen (mehr dazu ab S. 108).

Wichtige Substanzen bei der Behandlung von Endometriose sind Vitamin D, Magnesium, Omega-3-Fettsäuren und Antioxidantien wie die Vitamine C und E, B-Vitamine, Zink, Selen, Mangan sowie Polyphenole wie Resveratrol, Curcumin und Grüntee-Extrakt. Darüber hinaus scheint eine Enzymtherapie sinnvoll. Enzyme können das Immunsystem positiv beeinflussen, indem sie verhindern, dass sich Gewebe anlagert. Außerdem können sie bereits bestehende Verwachsungen auflösen. Die Einnahme von Enzymkombinationspräparaten mit weiteren wichtigen Vitalstoffen ist deswegen bei Endometriose besonders ratsam. Im Anhang des Buches findest du den Hinweis auf ein Enzymkombinationspräparat (S. 141).

Da der Hormonhaushalt neben der Ernährung auch auf Lifestyle-Faktoren reagiert, sollten Betroffene Stressprävention betreiben und sich regelmäßig bewegen.

Interview mit Dr. med. Sabine Barz: Endometriose & PCOS

Gynäkologin, Ernährungsmedizinerin, Master of Science Preventive Medicine, TCM, Orthomolekulartherapeutin

Endometriose betrifft immer mehr junge Frauen. Die Erkrankung kann auch einem Kinderwunsch im Wege stehen. Die Ursachen sind laut Fachliteratur nicht vollends geklärt. Jedoch weiß man, dass ein ungesunder Lebensstil die entzündlichen Gewebswucherungen im Bauchraum verstärkt. Was sind nach Ihrer Praxiserfahrung mögliche Ursachen und Triggerfaktoren?

Wir haben aktuell Studien aus Asien bekommen, die zeigen, dass anscheinend auch die zunehmende Luftverschmutzung und Hitzeperioden dafür verantwortlich sind und die Endometriose fördern. Daran denken viele Menschen nicht. Ansonsten ist Endometriose wirklich ein frustrierendes Thema. Es gibt keine allgemeingültige Ursache und Patentlösung. Ein schlechter Lebensstil mit ungesunder Ernährung und Bewegungsmangel tragen dazu bei, aber das wirklich sichtbar zu machen ist ganz schwierig. Schwermetalle führen sicherlich zu einer veränderten Hormonlage, die die Endometriose fördern. Triggerfaktoren können auch Mobilgeräte sein. Das Handy sollte nicht am Körper getragen werden. Handystrahlung macht etwas mit menschlichem Gewebe und hat sicherlich Einfluss auf die Gesundheit.

Welche Symptome zeigen die Patientinnen häufig und wie gehen Sie bei der Therapie der Endometriose vor?

Die Frauen klagen meist über eine sehr schmerzhafte Regelblutung. Einige können nicht mal mehr arbeiten, sie müssen über mehrere Tage Schmerzmittel nehmen, und das jeden Monat wieder. Viele haben dann irgendwann einen so hohen Leidensdruck, dass sie es über eine Bauchspiegelung nachprüfen lassen. So kann man große Endometriosezysten und auch kleine Endometrioseherde erkennen. Die werden dann entfernt, und man versucht, die Hormonproduktion über die Antibabypille ruhig zu stellen, damit nicht wieder neue Endometrioseherde wachsen. Dazu muss man aber wissen, dass die Pille Vitamin-B_6-, Magnesium- und Zinkmangel hervorruft. Vitamin B_6 brauchen wir aber für die Produktion unseres Glückshormons Serotonin. Da muss man sich dann also nicht wundern, wenn es den Frauen psychisch nicht gut geht, wenn sie über Jahre hinweg die Pille nehmen.

Es ist deswegen sinnvoll, Vitalstoffmängel zu beheben und eine Schwermetallanalyse zu machen, und nicht nur die Bauchspiegelung vorzunehmen und die Pille zu geben. Dann sollte ein Chelatbildner zum Einsatz kommen, damit sichtbar wird, wie viel Metall im Körper enthalten ist. Anschließend muss eine gezielte Entgiftung folgen.

Spielt die Ernährung bei Betroffenen eine entscheidende Rolle? Welche Ernährungsform empfehlen Sie den Patientinnen?

Eine antientzündliche Ernährung ist immer gut. Leider kann man nicht sagen, dass eine gesunde Ernährung das Krankheitsbild der Endometriose verbessert. Ich habe viele schlanke und sportliche Endometriose-Patientinnen, die sich sehr gesund ernähren. Man kann ihnen nur sagen, was die Endometriose triggern könnte. Das sind alle Nahrungs- und Umweltgifte, beispielsweise Schwermetalle oder endokrine Disruptoren.

Neue Untersuchungen zeigen, dass Betroffene oft Mängel an bestimmten Vitalstoffen haben. Welche Nahrungsergänzungen sind nach Ihrer Erfahrung sinnvoll?

Man kann leider nicht mehr sagen, dass eine Frau mit Endometriose Vitalstoffmängel hat und eine Frau ohne Endometriose keine. Ich stelle fest, dass 90 Prozent meiner Patientinnen, bei denen ich Messungen vornehme, Mineralstoff- und/oder Vitamin-B-Mängel, Mängel an Vitamin D oder Omega-3-Fettsäuren haben.

Man sollte immer nach dem Prinzip »Messen – Wissen – Handeln« vorgehen. Also Defizite ausgleichen und anschließend präventiv niedrigere Dosen zuführen, um die Spiegel zu halten. Heutzutage kann man sich nicht mehr über die Ernährung mit allem versorgen, noch nicht einmal, wenn man sich ausschließlich mit Nahrungsmitteln in Bio-Qualität ernährt. Allerdings kann man einige Substanzen bei Endometriose empfehlen, die stark antientzündlich wirken, zum Beispiel Kurkuma.

Steigt die Chance, schwanger zu werden, nach Ihrer Erfahrung, wenn Betroffene die Nährstoffempfehlungen umsetzen?

Das kann man bei Endometriose leider nicht sagen. Einige Faktoren sind extrem wichtig, zum Beispiel Selen. Wenn die Gebärmutter nicht genügend Selen hat, dann erleiden Frauen eine sehr frühe

Fehlgeburt. Also die Chancen, schwanger zu werden, steigen insgesamt, wenn man gut versorgt ist. Aber im Umkehrschluss kann man leider nicht sagen, dass eine Endometriose-Patientin, die mit allem gut ausgestattet ist, sicher auch schwanger wird.

Auch das Polyzystische Ovarialsyndrom (PCOS) kommt sehr häufig vor. Diese Hormonstörung geht laut Beschreibungen der Fachliteratur mit einer Insulinresistenz und überschüssigem viszeralen Fettgewebe einher. Was sind Ihre Erfahrungen?

Ja, das wird gerne erzählt. Aber ich kann Ihnen ganz eindeutig sagen, dass 30 Prozent meiner PCOS-Patientinnen übergewichtig sind, da trifft dieser Mechanismus zu: Insulinresistenz, hohe Entzündungsrate durch das Fettgewebe, männliche Hormone, kein Eisprung mehr, vermehrt schlechte Haut und Behaarung an den Stellen, wo wir Frauen das nicht so gerne haben. Aber mittlerweile sind 70 Prozent meiner PCOS-Patientinnen ganz schlanke Frauen. Da muss man sich fragen, woran es liegen kann. Vor 30 Jahren fing die Lebensmittelindustrie an, alles in Plastik zu verpacken und Fremdstoffe zuzusetzen. Und wir wissen, dass es dadurch zu epigenetischen Veränderungen und schon im Mutterleib zu Hormonstörungen kommt. Und das PCOS ist eine Hormonstörung. Also dürfen wir uns nicht wundern, wenn diese Problematik heute zunehmend schlanke Frauen betrifft.

Welche Symptome zeigen sich in der Praxis bei Patientinnen mit PCOS und was können Folgen der Erkrankung sein?

Rein schulmedizinisch müssen 2 von 3 Symptomen erfüllt sein für die Diagnose PCOS. Polyzystische Ovarien, also äußere Formveränderungen der Eierstöcke, eine weniger werdende oder ausbleibende Regelblutung und die vermehrte männliche Behaarung, Haarausfall oder schlechtere Haut. Das heißt, wenn die Frau schlechte Haut und vermehrte Behaarung hat, dann reicht das schon für die Diagnose PCOS aus. Wenn ein Ultraschall durchgeführt wird, sieht man oft zumindest an einem Ovar ganz viele kleine Follikel, was man dann als Zysten deuten kann. Diese Follikel wachsen nicht so richtig zum Eisprung heran, sondern liegen aneinandergereiht an einer Kette. Findet kein Eisprung statt, bleibt nicht nur oft die Periode aus, sondern auch eine Schwangerschaft. Immer mehr Frauen erhalten die Diagnose PCOS.

Wenn zu viel viszerales Fettgewebe und Übergewicht ursächlich sind, spielt die Ernährung eine besondere Rolle. Wie lauten ihre Empfehlungen für PCOS-Patientinnen im Hinblick auf die Ernährung?

Wenn der sogenannte »Waist-to-Height«-Ratio, also das Taille-Körpergröße-Verhältnis, größer als 0,5 ist, liegt viszerales Fett vor. Der BMI ist völlig in Ordnung, das heißt, die Patientinnen sind schlank, aber viszerales Bauchfett liegt vor. Viszerales

Fettgewebe ist natürlich vor allem dem westlichen Ernährungsstil mit viel Fast Food und Zucker geschuldet und ein riesengroßes Problem. Denn die betroffenen Frauen haben häufig auch eine Insulinresistenz und eine nicht alkoholische Fettleber. Da muss man an verschiedenen Stellen angreifen. Einerseits muss man die Leber entfetten und die Darmflora sanieren. Andererseits ist die Ernährung besonders wichtig. Hier gilt: Weniger hocherhitzte Fette, deutlich weniger einfache Kohlenhydrate und wenig Zucker. Und auch Fructose ist ein großes Problem. Viel fructosereiches Obst erhöht das Risiko für eine Fettleber noch mehr und es drohen Insulinresistenz und Diabetes Typ 2. Also ist mehr fructosearmes Beerenobst und Gemüse zu bevorzugen, und es sollten nicht so viele Orangen, Ananas, Birnen und Mangos gegessen werden.

Das viszerale Fettgewebe ist mit Entzündungen verbunden und in der Entzündung wird ein Enzym hochreguliert, das die Aminosäure Tryptophan abbaut und daraus nicht mehr das Glückshormon Serotonin, sondern Quinolinsäure macht, die neurotoxisch und depressionsfördernd wirkt. Weniger Serotonin führt zu Heißhunger auf Süßigkeiten und Kohlenhydrate. Das heißt, den Frauen geht es psychisch schlecht, sie kriegen Heißhunger auf Süßigkeiten, dann essen sie diese und nehmen zu. Anschließend fühlen sie sich noch unwohler. Es muss also ein langsames Umstellen der Ernährung erfolgen. Verbote bringen gar nichts. Aufklärung ist das Wichtigste: Wenn man den Frauen erklärt, dass das Risiko für Entwicklungsstörungen beim Kind größer ist und es bei sehr adipösen Schwangeren mehr Geburtskomplikationen und Totgeburten gibt, dann sind sie schon eher bestrebt, ihr Gewicht zu reduzieren.

Sie arbeiten mit einem ganzheitlichen Therapiekonzept. Was können Patientinnen neben einer gesunden Ernährung bei PCOS noch tun?

Ich mache gute Erfahrungen mit hochdosiertem Vitamin D und Myo-Inositol. Das ist ein Stoff, der den Stoffwechsel so verbessert, dass bei etwa 80 Prozent der schlanken, jungen Frauen mit PCOS nach 3 bis 6 Monaten wieder ein regelmäßiger Zyklus erreicht wird. Das ist schon ein toller Erfolg.

Besonders wichtig ist auch die Vermeidung von Stress. Stresshormone docken an der Zelle an und aktivieren einen bestimmten Transkriptionsfaktor. Der sorgt dafür, dass proentzündliche Substanzen ausgelöst werden. So entstehen Silent Inflammations, die mittlerweile für 70 Prozent aller Erkrankungen in der EU verantwortlich sind.

Bewegung spielt natürlich auch eine Rolle: 10.000 Schritte am Tag wären gut. Ich empfehle gerne, einen Schrittzähler zu nutzen. Bewegung führt auch zu Stressabbau und erleichtert den Gewichtsverlust.

Beschwerden in der Schwangerschaft

Mit Beginn der Schwangerschaft leiden Frauen häufig unter Beschwerden wie Übelkeit, Kopfschmerzen, Müdigkeit oder Sodbrennen bis hin zu depressiven Verstimmungen.

Viele Beschwerden sind auf die Veränderungen im Hormonhaushalt zurückzuführen. Eine medikamentöse Therapie sollte möglichst vermieden werden. Die folgenden alternativen Behandlungsmöglichkeiten können dir helfen, solche Beschwerden zu lindern.

Übelkeit

Eine der wirksamsten Methoden gegen Schwangerschaftsübelkeit ist laut Studienlage die zusätzliche Zufuhr von 3-mal 20 mg Vitamin B_6 täglich. Die Ergebnisse der Übersichtsarbeit einer südafrikanischen Universität mit insgesamt 12 Studien deuten zudem darauf hin, dass die Ingwerwurzel die Symptome bei leichterer Schwangerschaftsübelkeit lindern kann. Um dem Fötus nicht zu schaden, sollte die Anwendung von Ingwer allerdings nur maximal über 2 Wochen mit einer Dosierung von 1,5 g pro Tag in Kapselform erfolgen. Die Häufigkeit von Erbrechen konnte Ingwer den Studien zufolge jedoch nicht reduzieren. Auch kann es hilfreich sein, fettige, stark gewürzte oder scharfe Speisen sowie kohlensäurehaltige Getränke und Gerüche, gegen die eine Abneigung besteht, zu meiden.

Heißhunger

Schwangerschaftsgelüste oder Heißhunger auf bestimmte Lebensmittel kommen in der Schwangerschaft häufig vor und können Zeichen fehlender Vitalstoffe

Schon gewusst?

Eine niederländische Studie mit über 5500 Schwangeren kam zu dem Ergebnis, dass Frauen mit schwerer Schwangerschaftsübelkeit mit Erbrechen fast doppelt so häufig mit dem Bakterium Helicobacter pylori infiziert waren wie die ohne diese Symptomatik. Eine Helicobacter-Infektion kann eine Entzündung der Magenschleimhaut zur Folge haben. Bei Kinderwunsch kann es also ratsam sein, eine Stuhlprobe untersuchen zu lassen, um das Bakterium nachzuweisen und einzudämmen.

sein. Wenn dem Körper Mikronährstoffe, Fett- oder Aminosäuren fehlen, meldet unser Gehirn »Hunger«. Außerdem steigen durch den Verzehr von zuckerhaltiger, fettiger Nahrung sowie Fast Food, Weißmehl- und Fertigprodukten die Triglyzeridwerte im Blut. Dies unterdrückt das Sättigungsgefühl, befeuert Heißhunger und bringt die Hormone aus der Balance. Verzichte daher bestenfalls vollständig auf zuckerhaltige Speisen, gönne dir eine sättigende proteinreiche erste Mahlzeit am Tag und gesunde Fette (etwa Eierspeisen, grüne Gemüse-Smoothies, Nüsse oder Avocados). Nimm ausreichende Mengen an Ballaststoffen und genügend Omega-3-Fettsäuren in Form von Fisch- oder Algenöl auf.

Gegen Heißhunger helfen Bitterstoffe. Bittergeschmacksrezeptoren sind nicht nur auf der Zunge, sondern auch im Darm, im Gehirn, an den Atemwegen und in den Hoden vorhanden. Man vermutet, dass sie einen natürlichen Schutz vor Asthma und Infektionen bieten. Die Zungenrezeptoren regulieren vor allem den Appetit. Durch den bitteren Geschmack wird die Schleimhaut im Mund und in den Speicheldrüsen angeregt, die Magensaft- und Gallenflüssigkeitsproduktion erhöht und die Verdauung langfristig verbessert. Dies führt zur Appetitregulierung. Gelber Enzian, Bockshornklee, Ingwer und verschiedene Salate wie Rucola oder Chicorée enthalten besonders viele Bitterstoffe.

Ebenfalls positiv auf das Sättigungsgefühl wirken sich Bewegung und ausreichend Schlaf aus.

Müdigkeit

Auch bei Müdigkeit kann Vitalstoffmangel die Ursache sein. Deswegen ist es ratsam, den Eisenspiegel zu beobachten und gegebenenfalls zusammen mit Eisen ausreichend Vitamin C einzunehmen. Viel Gemüse und die tägliche Portion Obst unterstützen die Vitalstoffversorgung. Schwangere sollten außerdem auf eine ausreichende Flüssigkeitszufuhr achten. Am besten eignen sich stilles Wasser und Kräutertees. Beachte jedoch, dass einige Kräuter während der Schwangerschaft zu vermeiden sind, weil sie zum Beispiel die Wehentätigkeit anregen und so zu Frühgeburten führen können.

Milde Wechselduschen, kurze Nickerchen und regelmäßiger Schlaf wirken belebend. Zu viel Schlaf kann das Gegenteil bewirken. Auch Entspannungsübungen und viel Bewegung an der frischen Luft helfen. Insbesondere sollte Stress vermieden werden, denn dieser entzieht dem Körper die Glückshormone Serotonin und Dopamin, die Folgen sind Müdigkeit und Erschöpfung.

Sodbrennen

Als hilfreich gegen Sodbrennen in der Spätschwangerschaft gelten Mandeln. Eine weniger kalorienreiche Alternative sind basische, frisch gepresste Säfte, zum Beispiel Kartoffelsaft. Wer nicht selbst entsaften möchte, erhält solche Säfte in Apotheken oder Reformhäusern in Bio-Qualität. Es ist ratsam, eher kleinere Mahlzeiten zu sich zu nehmen und auf zucker- oder säurehaltige, scharf gewürzte und zu heiße Speisen zu verzichten.

Verstopfung

An Verstopfungen während der Frühschwangerschaft ist oft das Hormon Progesteron schuld. Ein träger Darm nimmt weniger Wasser auf und der Stuhl wird fester. Zur Vorbeugung sollten reichlich ballaststoffreiche Lebensmittel in Kombination mit viel Wasser verzehrt werden. Schwangere können bei Verstopfung täglich 3- bis 4-mal 1 EL Lein- oder Flohsamen mit 300 bis 500 ml Wasser einnehmen. Es kann zudem hilfreich sein, stopfende Lebensmittel wie Mehl- oder Süßspeisen, Reis und Kartoffeln sowie unreife Bananen eine Zeit lang zu meiden. Auch körperliche Bewegung regt die Darmtätigkeit an.

Rhinitis

Die Ursache für Rhinitis, eine Behinderung der Nasenatmung während der Schwangerschaft, ist bislang nicht vollständig geklärt. Anscheinend spielen auch hier die Hormone und einige Risikofaktoren wie Allergien, Infektionen, überempfindliche Nasenschleimhäute oder der häufige Gebrauch von Nasensprays eine Rolle.

Regelmäßiges, leichtes körperliches Training trägt zur Verringerung der Schwellung der Nasenschleimhaut bei und sorgt für eine Verbesserung der Schlafqualität. Zudem solltest du ausreichend trinken und auf eine gute Luftfeuchtigkeit im Wohnraum achten. Auch die Inhalation mit Hausmitteln wie Salzlösungen oder Kamillentee kann die Symptomatik lindern. Für manche ist es hilfreich, mit leicht erhöht liegendem Kopf zu schlafen. Wenn mit Nasenspray behandelt wird, sollte es sich um ein Präparat mit

Kochsalzlösung oder Dexpanthenol handeln. Letzteres sorgt für sanftes Abheilen gereizter Schleimhäute.

Ängste & depressive Verstimmungen

Häufig ist die Rede von Baby Blues oder einer Wochenbettdepression nach der Geburt. Dass jedoch auch 14 bis 23 Prozent aller Frauen schon während der Schwangerschaft Symptome einer Depression verspüren, wird selten erwähnt. Konzentrationsprobleme, Schlafmangel oder übermäßiges Schlafbedürfnis, das Gefühl, ständig ausgelaugt und erschöpft zu sein und keine Freude mehr zu empfinden, Angstgefühle und sozialer Rückzug, fehlendes Verbundenheitsgefühl mit dem Ungeborenen oder häufiges Weinen können Symptome einer Depression sein.

Dauerstress und der damit verbundene Entzug von Glückshormonen können eine mögliche Ursache für Depressionen sein. Für die Herstellung von Serotonin benötigt der Körper vor allem Folsäure und die Vitamine B_3, B_6 und B_{12}. Weiterhin zeigen Studien deutlich, dass ein optimaler Omega-3-Index von 8 bis 11 Prozent das Risiko für Depressionen verringert. Empfehlenswert sind Omega-3-Präparate mit einem höheren Anteil an EPA als DHA. Ebenso wichtig ist die Versorgung mit Vitamin D. Spiegel unter 20 ng/ml stehen im engen Zusammenhang mit Depressionen.

Weil sich Darm und Gehirn über die Darm-Hirn-Achse ständig Signale zusenden, ist zusätzlich eine Darmsanierung überaus sinnvoll. Und neben einer Behandlung durch therapeutische Gespräche ist insbesondere der Rückhalt durch Partner*innen und Familie von größter Bedeutung. Alternative Behandlungsansätze können zudem Licht- und Musiktherapie, Stressreduktions- und Entspannungsübungen, Akupunktur, Physio- und Bewegungstherapie, Massagen oder Maßnahmen für eine bessere Schlafhygiene sein. Wenn Ängste in Verbindung mit der Geburt oder der ersten Zeit mit Baby bestehen, eignen sich Geburtsvorbereitungskurse und frühzeitige Hilfe durch Hebammen.

Rücken- & Gelenkschmerzen

Um Rücken- und Gelenkschmerzen bei steigendem Körpergewicht vorzubeugen, sollten kräftigende Übungen und Beweglichkeitstraining schon zu Beginn der Schwangerschaft 2- bis 3-mal pro Woche durchgeführt werden. Zusätzlich kann Magnesium helfen, Muskelschmerzen vorzubeugen. Für den gesamten Muskel-Skelett-Apparat sind ausreichend Vitamin D, Kalzium, Vitamin K und Zink notwendig. Außerdem ist es auch bei Muskelschmerzen sinnvoll, den Darm zu pflegen, denn ein gesunder Darm versorgt die Muskulatur über das Blut mit ausreichend Vitalstoffen.

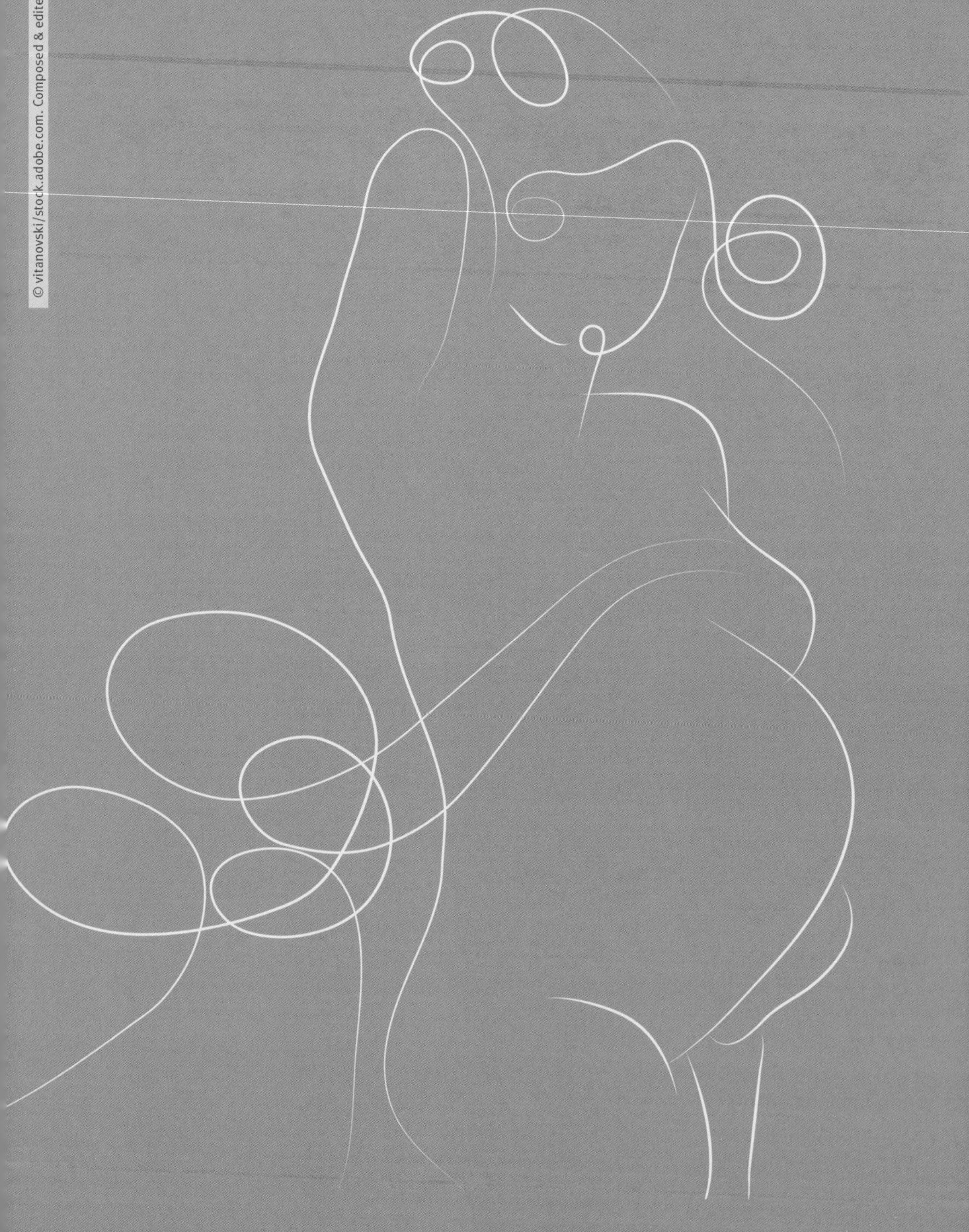

Darmgesundheit

Der Darm nimmt eine Schlüsselrolle ein, wenn es um die Versorgung mit Vitalstoffen und die Abwehr von Krankheitserregern geht. So kannst du ihn dabei unterstützen.

Den Darm pflegen

Eine intakte Darmbarriere bildet die Basis für unsere Gesundheit. Dieses Wissen kannst du dir insbesondere vor und während der Schwangerschaft zunutze machen.

Im Darm tummeln sich auf bis zu 8 m Länge und 300 m² Oberfläche über 500 verschiedene Bakterienarten. Der Darm ist eine unserer Energiequellen. Er bildet Vitamine, baut Aminosäuren auf, stellt Enzyme bereit und baut unverdauliche Substanzen ab. Er ist eines unserer wichtigsten Entgiftungsorgane und Abwehrspezialist zugleich, denn über 70 Prozent unserer Immunzellen sitzen im Darm. Der Darm beeinflusst unser Gefühlsleben maßgeblich, weil in ihm die Produktion von über 40 psychoaktiven Stoffen stattfindet. Das Glückshormon Serotonin wird zu über 90 Prozent in der Darmwand hergestellt. Da unser Darm mit vielen weiteren Organen kommuniziert, die über das Blut mit Sauerstoff versorgt werden, kann uns eine gesunde Darmschleimhaut und Bakterienvielfalt vor zahlreichen Erkrankungen schützen. Auch werden schädliche Nahrungs- und Umweltgifte von Ei- und Spermienzellen sowie später vom Fötus im Mutterleib ferngehalten. Es empfiehlt sich demnach, bereits bei bestehendem Kinderwunsch den Darm gezielt für die bevorstehende Schwangerschaft aufzubauen. Die Grundlage dafür sollte eine Stuhlanalyse sein, um die Beschaffenheit der Darmflora abzubilden und gegebenenfalls gezielte Maßnahmen zum Aufbau der Darmschleimhaut und nützlicher Darmbakterien einzuleiten. Fastenzeiten und eine vitalstoffreiche Ernährung ohne darmschädigende Einflussfaktoren sind besonders sinnvolle Begleiter für eine Darmsanierung. Außerdem sollte die Einnahme hochwertiger Pro- und Präbiotika erfolgen. Und auch während der Schwangerschaft ist es sinnvoll, nützliche Darmbakterien aufzunehmen.

Leaky Gut

Eine Vielfalt von Bakterien besiedelt unseren Darm von außen. Sie schützen die

Darmwand und auch die Verbindungen zwischen einzelnen Darmzellen, die Tight Junctions, vor schädlichen Substanzen. Diese Verbindungsstellen sind halbdurchlässig, damit alle wichtigen Stoffe, zum Beispiel Mikronährstoffe, durch die Darmwand hindurch ins Blut und in die Zellen gelangen können. Pathogene, also diverse Krankheitserreger, Viren, Gifte oder Pilze, werden hingegen ferngehalten und wieder ausgeschieden.

Durch Umwelt- und Nahrungsgifte wie Pestizide, Konservierungsstoffe, Emulgatoren und Schwermetalle, durch in der Nahrung enthaltene künstliche Süßstoffe oder durch Medikamente sowie durch eine einseitige Ernährung kann es aber zu einer Dysbiose der Darmbakterien kommen. Dabei überwiegen die krank machenden Bakterien gegenüber den nützlichen. Auch Schlafmangel, Stress, Alkohol, fettreiches Essen sowie bereits bestehende Vorerkrankungen des Darms, der Leber oder der Bauchspeicheldrüse (zum Beispiel Schwangerschaftsdiabetes) und Antinährstoffe wie Gluten in Getreide oder Casein in Milch verursachen ein Ungleichgewicht der Darmflora.

Die Folgen

Veränderungen in der Bakterienzusammensetzung können zu Entzündungen des Darms und zum Absterben von Darmschleimhaut führen. Die Dysbiose verändert auch die Struktur der Tight Junctions, sodass diese nicht mehr einwandfrei funktionieren und schädliche Substanzen ins Blut passieren lassen. Wenn auch noch zu wenig Ballaststoffe zugeführt werden, kann keine Zellerneuerung für die Außenschicht der Darmwand stattfinden, denn Ballaststoffe sind die Energiequelle für die nützlichen Darmbakterien. Folglich ist der Zusammenhalt der Darmwandzellen gestört und die Darmschleimhaut wird durchlässiger (Leaky-Gut-Syndrom). Vitalstoffe können nur noch eingeschränkt aufgenommen werden und es öffnet sich das Tor zur Blutbahn für alle Nahrungsmittel- und Umweltgifte.

Dies ist vor und während der Schwangerschaft besonders gefährlich. Pathogene Substanzen werden nämlich mit dem Blut weitertransportiert zu anderen Organen und Zellen. Somit gelangen sie auch zu den Fortpflanzungsorganen und schädigen die Ei- und Samenzellen. Über das Blut gelangen viele dieser schädlichen Stoffe auch über die Plazenta zum Fötus.

Auch andere Organe leiden, wenn die Darmschleimhaut nicht intakt ist. Die Leber, die für den Abbau schädlicher Substanzen im Blut sorgt, ist mit zunehmender Giftstoffbelastung durch ein Leaky-Gut-Syndrom schnell überfordert. Die Folge kann ein Leberschaden sein. Wenn dieses wichtige Entgiftungsorgan bei der werdenden Mutter nicht einwandfrei funktioniert, lagern sich Gifte vermehrt an und können die Entwick-

Diagnose Leaky Gut & Dysbiose

Ob ein Leaky-Gut-Syndrom bei dir vorliegt oder welche Bakterienbesiedlung in deinem Darm vorherrscht, kannst du mithilfe einer Stuhlanalyse vor der Schwangerschaft ermitteln lassen. Beim Labor IMD Berlin kannst du zum Beispiel das Equipment für eine Stuhlanalyse anfordern. Die Probe sendest du per Post ein und bekommst innerhalb weniger Tage ein aussagekräftiges Ergebnis über die Bakterienbesiedlung in deinem Darm zugeschickt. Anhand deines Ergebnisses für die einzelnen Bakterienstämme und dem dargestellten Normbereich kannst du erkennen, ob die negativ wirkenden Bakterien überwiegen und eine Dysbiose vorliegt. Zudem kannst du das Protein Zonulin mitbestimmen lassen, welches die Tight Junctions reguliert und als Marker für den Nachweis eines Leaky-Gut-Syndroms gilt.

lung des Fötus stören. Die Muskulatur wird ebenfalls über unsere Blutbahn versorgt. Gelangen die Entzündungs- und Giftstoffe in die Muskulatur, wird der Muskelaufbau beeinträchtigt. Eine starke Muskulatur ist vor allem während der Schwangerschaft wichtig, um durch das steigende Gewicht des Babys keine Rücken- und Gelenkschmerzen zu riskieren. Zudem reagieren unsere Immunzellen heftig auf eine zu starke und permanente Belastung mit Giftstoffen. Damit steigt nicht nur die Anfälligkeit für alle möglichen Infektionen, es entstehen auch immer mehr entzündliche Darm- und Autoimmunerkrankungen. Im schlimmsten Fall richtet sich das Immunsystem sogar gegen die Samenzellen des Mannes und die Frau hat dadurch Schwierigkeiten, schwanger zu werden. Einem Leaky-Gut-Syndrom sollte also unbedingt vorgebeugt werden.

Die Bakterienart entscheidet

Der Forschung ist es gelungen, einen Einfluss der Bakterienbesiedlung im Darm auf unser Gefühlsleben und unser Körpergewicht nachzuweisen. Man fand heraus, dass bei Adipösen andere Bakterien (Firmicutes) dominieren als bei Normalgewichtigen (Bacteroidetes). Firmicutes produzieren Enzyme, die unverdauliche Kohlenhydrate spalten können und somit mehr Energie aus der Nahrung ziehen. Dadurch werden täglich ungewollt etwa 10 Prozent mehr Energie aufgenommen. Durch hochkalorische Ernährung bei Normalgewichtigen steigt der Anteil an Firmicutes, und der Anteil an Bacteroidetes sinkt um etwa 20 Prozent. Dies macht eine tägliche zusätzliche Energiegewinnung von etwa 150 kcal aus. Folglich steigen das Körpergewicht und das Risiko für Komplikationen in der Schwangerschaft durch Übergewicht an.

Der Einfluss von Bakterien

Auch die Verbindung zwischen unseren Darmbakterien und dem Gehirn über verschiedene Nervenbahnen, Botenstoffe und Hormone wurde in vielen Studien untersucht. Es zeigte sich unter anderem ein Zusammenhang zwischen der Vielfalt an Dickdarmbakterien von Müttern und der gesunden Entwicklung und Reifung des zentralen Nervensystems der Kinder. Die Dickdarmbakterien scheinen nicht nur unsere Emotionen, sondern auch den Umgang mit Stress zu beeinflussen. Somit profitieren auf der einen Seite die Babys von der Vielfalt der Bakterien im Darm der Mütter. Aber auch die Mütter selbst sind nachweislich weniger stressempfindlich und depressiv, zeigen öfter positivere Stimmungen und sind weniger schmerzempfindlich

Die Bakterien unserer Darmflora bestimmen überdies maßgeblich die Scheidenflora, die zu etwa 70 Prozent aus Milchsäurebakterien besteht. Sind diese schützenden Bakterien ausreichend vorhanden, ist zum einen die Wahrscheinlichkeit einer spontanen Empfängnis hoch, zum anderen kommt das Kind bei einer natürlichen Geburt im Geburtskanal mit dieser besonders vorteilhaften Bakterienzusammensetzung in Kontakt. Dies ist die Grundlage für die Besiedlung des kindlichen Darms und die Entwicklung des Immunsystems des Kindes. Es ist daher ratsam, das Scheidenmilieu während der Schwangerschaft für die Geburt zu optimieren, zum Beispiel durch die Zufuhr von Milchsäurebakterien als Nahrungsergänzung oder als Vaginalkapseln.

Probiotika, Präbiotika & Synbiotika

Die für die Darmgesundheit förderlichen Milchsäurebakterien und Bifidobakterien vermehren sich durch eine gezielte Aufnahme von Pro- und Präbiotika.

Probiotika

»Pro« und »bio« bedeutet »für« das »Leben«. Probiotische Lebensmittel enthalten die im Darm positiv wirkenden Milchsäurebakterien oder Hefekulturen, also lebensfähige Mikroorganismen. Probiotikakuren als Nahrungsergänzung enthalten oft verschiedene Bakterienstämme mit mehreren Milliarden Keimen pro Portion, sodass sich die guten Darmbakterien vermehren können.

Mit einer Probiotikakur vor der Schwangerschaft kannst du deine Darmbarriere gezielt stärken und gleichzeitig dein Gewicht normalisieren, um das Risiko für Übergewicht in der Schwangerschaft sowie Schwangerschaftsdiabetes zu mindern. Die Einnahme von

Schon gewusst?

Eine Studie mit 148 Schwangeren und deren Neugeborenen zeigte, dass durch die Einnahme von hochwertigen Synbiotika der Anteil von Babys, bei denen exzessives Schreien auftrat (sogenannte Dreimonatskoliken), von durchschnittlich 30 auf 4,9 Prozent und der Anteil an Müttern, die vor allem am Ende der Schwangerschaft unter Verstopfungen litten, von durchschnittlich 40 auf 2,4 Prozent reduziert werden konnten. Die Synbiotika wurden dabei am Ende der Schwangerschaft der Mutter und in den ersten 4 Lebensmonaten des Säuglings auch dem Kind zugeführt. Außerdem wird in Publikationen inzwischen auch ein positiver Einfluss einer Synbiotika-Einnahme der Mutter während der Schwangerschaft auf das spätere Allergierisiko beim Kind beschrieben. Empfehlenswert ist eine Synbiotikakur ab dem 8. Schwangerschaftsmonat und in der Stillzeit.

Multispezies-Probiotika mit verschiedenen Bakterienstämmen über 12 Wochen hinweg kann dazu beitragen, dass die Zellen bei einer vorliegenden Insulinresistenz wieder empfindlicher für das Insulin werden. Bei adipösen Frauen bewirken solche Kuren eine Verbesserung des Fettstoffwechsels durch die Senkung des Gesamtfettanteils, des Unterhautfettgewebes, des LDL-Cholesterins und der Triglyzeride.

Präbiotika

Präbiotika sind Ballaststoffe, die den guten Darmbakterien als Nahrungsquelle dienen. Bei der Vergärung unverdaulicher Ballaststoffe sowie von Stärken und komplexen Kohlenhydraten entstehen kurzkettige Fettsäuren und damit Stoffwechselprodukte der Darmbakterien. Sie sind besonders wichtig für die Darmbarriere, denn sie sorgen für die Neubildung von Zellen in der obersten Schicht des Dickdarms, fördern die Schleimhautbildung, halten die Tight Junctions stabil und hemmen sogar Entzündungen. Kurzkettige Fette liefern selbst etwa 5 bis 10 Prozent unseres täglichen Energiebedarfs, erzeugen ein Sättigungsgefühl, regulieren die Verstoffwechselung von Glucose und fördern sogar die Aktivität unserer Abwehrzellen.

Deswegen gilt: Je mehr Ballaststoffe aufgenommen werden, desto mehr profitiert vor allem unser Darm. Fehlen Ballaststoffe und werden weniger kurzkettige Fettsäuren gebildet, kommt es vermehrt zu entzündlichen Prozessen im Körper. Dies wurde beispielsweise bei PCOS-Patientinnen beobachtet.

Um die Produktion von kurzkettigen Fettsäuren zu fördern, solltest du ...

- reichlich Ballaststoffe essen (mindestens 30 g pro Tag),
- ausreichend Omega-3-Fettsäuren und Eiweiße aufnehmen, denn diese können im Darm zu kurzkettigen Fettsäuren umgebaut werden,
- regelmäßig fermentierte Lebensmittel wie Sauerteig, Essig oder Sauerkraut zuführen.

Synbiotika

Synbiotika enthalten sowohl Pro- als auch Präbiotika und sind somit bestens geeignet, die Darmbarriere gezielt aufzubauen. Besonders sinnvoll ist der Einsatz nach der Gabe eines Antibiotikums oder bei durchlässigem Darm. Doch auch von einer präventiven Synbiotika-Einnahme vor und während der Schwangerschaft können Mutter und Kind profitieren.
Im Anhang des Buches findest du einige Produktempfehlungen (S. 141).

Getreide & Milchprodukte

Die bisherigen Erkenntnisse über den Einfluss von Milch und glutenhaltigem Getreide auf den menschlichen Körper, insbesondere auf den Darm, lassen wenig Raum für Zweifel an ihrer schädigenden Wirkung. Ein übermäßiger Konsum der Antinährstoffe in Getreide und Milch kann demnach mit Risiken vor und während der Schwangerschaft einhergehen.

Milchprodukte

Die Milchkuh hat heute nur noch eine Lebenserwartung von etwa einem Drittel ihrer ursprünglichen Lebenszeit. Sie muss permanent Nachwuchs produzieren, durchschnittlich 50 l Milch am Tag liefern und wird oft mit Soja und Mais statt mit Gras, Klee und Heu gefüttert. Ihre Milch wird in Fabriken verarbeitet, pasteurisiert und homogenisiert und landet dann in unserem Glas, im Käse, Joghurt, Pudding und vielem mehr.

A1-Casein Außer dem Menschen nimmt kein anderes Tier nach dem Abstillen die Milch anderer Säugetiere zu sich. Die Natur hat es offenbar so eingerichtet, dass Muttermilch für Säuglinge, Kuhmilch für Kälber, Ziegenmilch für Zicklein und Schafmilch für Lämmer ist. Hinzu kommt, dass etwa 80 Prozent der Menschen nach dem Abstillen mehr oder weniger die Fähigkeit verlieren, Milchzucker abzubauen, und dann empfindlich auf die in der Milch enthaltene Laktose reagieren. Laktosefreie Produkte sind aus gesundheitlicher Sicht keine Alternative, denn sie enthalten meist einen kleinen Rest Milchzucker und auch noch Milcheiweiß, also Casein, das den Insulinspiegel stark erhöht, Wachstumsprozesse von Zellen fördert (also auch von Tumorzellen) und die Darmwand angreift. Tierstudien und erste Untersuchungen am Menschen lassen vermuten, dass Casein vom Typ A1, der mit 80 Prozent größte Bestandteil des Milcheiweißes, die Tight Junctions der intakten Darmwand schädigt. Der Konsum von A1-Casein war in einer chinesischen Studie mit 45 Teilnehmenden mit erhöhten Entzündungsparametern verbunden, die die Darmbarriere stressen. Außerdem hatten die Probanden mit erhöhtem A1-Casein-Konsum niedrigere Spiegel an kurzkettigen Fettsäuren, die die Darmwand schützen. Weiterhin war die Transitzeit durch den Darm länger, die Antinährstoffe hatten also länger Zeit, schädigenden Einfluss auf die Darmbarriere zu nehmen. Sie fördern das Leaky-Gut-Syndrom und gelangen unmittelbar ins Blut. Dort lösen sie Entzündungen aus, schwächen das Immunsystem und aktivieren schließlich sogar Opioidrezeptoren im Gehirn und erzeugen Suchtpotenzial. In Schaf- und Ziegenmilch ist die Proteinfraktion A1-Casein zu geringeren Teilen enthalten. Ob das dort stärker vertretene A2-Casein gesünder für den Menschen ist, wurde bislang nicht ausreichend erforscht. Ziegen- und Schafmilch scheint aber aufgrund des niedrigeren A1-Casein-Anteils für viele Menschen bekömmlicher zu sein als Kuhmilch.

Weitere problematische Bestandteile Die schädigende Wirkung auf unsere Darmbarriere ist allerdings nur ein Argument gegen tierische Milch. Denn epidemiologische Studien belegen, dass nicht nur ein Zusammenhang zwischen Milchkonsum und der Entwicklung von Diabetes Typ 2, Akne oder sogar Tumoren besteht, sondern auch, dass Milchkonsum das Geburtsgewicht und das spätere Kindeswachstum beeinflussen kann. Der Grund sind Wachstumshormone in und die Stimulierung der Zellteilung durch Milch. Die im Milcheiweiß enthaltenen essenziellen Aminosäuren Leucin, Isoleucin und Valin setzen Insulin und insulinähnliche Wachstumsfaktoren frei, die Zellwachstum steuern. Zudem enthält Kuhmilch ein genetisches Steuerungselement, das diejenigen Eiweißmoleküle abschaltet, die dieses Wachstum natürlicherweise hemmen. Das heißt, das Wachstum der Zellen wird noch stärker beschleunigt, auch das von Krebszellen. Seitdem in Asien zum Beispiel mehr Milch konsumiert wird, sind dort auch steigende Krebsraten zu beobachten.

Wachstumsfaktoren in der Milch überstehen sogar die Pasteurisierung und die Homogenisierung sowie die Verdauung im menschlichen Darm. Gelangen sie durch einen löchrigen Darm ins Blut, führen sie dort zu deutlich erhöhten Insulinspiegeln. Somit steigt durch Milchkonsum das Risiko für Übergewicht und damit verbundene Komplikationen bei Kinderwunsch und während der Schwangerschaft, insbesondere für die Entwicklung eines Schwangerschaftsdiabetes. Das ohnehin häufig auftretende Hormonchaos in der Schwangerschaft sollte nicht noch zusätzlich durch regelmäßigen Milchkonsum befeuert werden.

Fermentiertes & Alternativen Fermentierte Milchprodukte wie Naturjoghurt oder Kefir scheinen hingegen neutral oder sogar protektiv auf die Darmbarriere zu wirken, weil sie wichtige Milchsäurebakterien liefern. Jedoch müssen Schwangere aufgrund des Toxoplasmose- und Listerien-Risikos darauf achten, dass es sich nicht um Rohmilchprodukte handelt.

Bei pflanzlichen Alternativen wie Hafer- oder Mandelmilch erspart man sich den Suchtfaktor und die Wachstumshormone, und die Darmwand wird keinen Antinährstoffen ausgesetzt. Vorsicht ist jedoch auch hier geboten, denn fast allen im Handel erhältlichen Pflanzenmilchgetränken sind Sonnenblumen- oder Rapsöl sowie Zucker oder Zusatzstoffe beigemischt. Meine Empfehlung ist, auch die Menge der Milchalternativen klein zu halten oder Pflanzenmilch selbst herzustellen, zum Beispiel aus Bio-Nüssen oder glutenfreien Haferflocken.

Getreide

Immer wieder wird Paaren mit Kinderwunsch und auch Schwangeren im Rahmen einer gesunden Ernährung zum regelmäßigen Verzehr von reichlich Vollkorngetreide geraten. Der Grund ist, dass durch das Mahlen von Getreide zu Weißmehl etliche Vitamine und Mineralstoffe fast vollständig verloren gehen, weil man für längere Haltbarkeit und bessere Backqualität die vitalstoffreiche Schale und den Keimling des Getreidekorns entfernt. Gegenüber dem ursprünglichen vitalstoffreichen Getreide sind im Weißmehl nur noch etwa 25 Prozent Folsäure, 20 Prozent Eisen und Zink, 17 Prozent Vitamin B_6 und lediglich 2 Prozent Vitamin E enthalten.

Doch auch das ballaststoff- und vitalstoffreichere Vollkornmehl enthält Gluten, das Klebereiweiß für bessere Backeigenschaften von Mehlspeisen. Zu Gluten und seinen Wirkungen auf den menschlichen Körper wird seit Jahrzehnten geforscht. Es ist nicht mehr von der Hand zu weisen, dass Gluten und einige andere Bestandteile in Weizen und verwandten Getreidearten schädigende Effekte auf unseren Körper haben, insbesondere auf den Darm. Eindeutig ist, dass Gluten die Oberfläche unserer Darmzellen und die Höhe der Darmzotten verringern kann, für ein entzündliches Darmmilieu sorgt, die Tight Junctions schädigt und ein Leaky-Gut-Syndrom herbeiführen kann. Zudem regt es die Betazellen der Bauchspeicheldrüse dazu an, mehr Insulin zu produzieren. Folgen eines permanent hohen Insulinspiegels können Übergewicht und Schwangerschaftsdiabetes sein. Vor allem Weizen schadet unserer Darmgesundheit nachhaltig. Das Immunsystem fast jedes Menschen reagiert auf Weizen, der insbesondere den Darm und die Schilddrüsenfunktion negativ beeinflusst. Wenn sich Antikörper gegen Weizen bilden, können sogar Autoimmunerkrankungen die Folge sein. Der Glutengehalt von Dinkel ist mit über 9 g Gluten pro 100 g Dinkel sogar noch höher als der von Weizen mit über 7 g pro 100 g. Roggen hingegen hat mit über

Schon gewusst?

Mehrere Tierstudien und eine große dänische Studie am Menschen mit über 63.000 Schwangeren haben gezeigt, dass eine reduzierte Glutenaufnahme während der Schwangerschaft das Risiko für Typ-1-Diabetes der Nachkommen verringert. Dabei ging es vor allem um die Menge des täglich zugeführten Glutens. Der Nachwuchs von Frauen mit hohem täglichen Glutenkonsum von über 20 g hatte ein doppelt so hohes Risiko, an Typ-1-Diabetes zu erkranken, wie die Nachkommen derjenigen Frauen, die weniger als 7 g pro Tag zu sich nahmen. Die Ergebnisse einer weiteren Studie norwegischer Forscher*innen mit über 85.000 Teilnehmenden deuten darauf hin, dass eine hohe Ballaststoffaufnahme und ein niedriger Glutenkonsum während der Schwangerschaft das Risiko für Zöliakie, eine Glutenunverträglichkeit, bei den Nachkommen reduziert.

3 g pro 100 g unter den glutenhaltigen Getreidesorten den niedrigsten Gehalt.

Schwangere mit Zöliakie sollten Gluten strikt meiden, da hierdurch das Risiko für die Entstehung von Autoimmun- und Schilddrüsenerkrankungen oder auch Diabetes bei den Schwangeren steigt. Eine Glutenaufnahme trotz bestehender Zöliakie kann während der Schwangerschaft das Risiko für eine Fehlgeburt erhöhen.

ATIs Immer mehr Menschen sind aber auch glutensensitiv und reagieren mit Verdauungsproblemen auf glutenhaltiges Getreide. Vermutet wird, dass daran vor allem die sogenannten Amylase-Trypsin-Inhibitoren (ATIs) im Getreide schuld sind. Dies sind Abwehrstoffe gegen Pilze, Parasiten und Schädlinge, die die Getreidepflanze natürlicherweise bildet. Sie sind in der Lage, unser angeborenes Immunsystem zu aktivieren. ATIs in sehr hohen Konzentrationen stecken vor allem in Weizen und mit dem Weizen verwandten Getreidesorten wie Dinkel, Gerste, Roggen, Kamut oder Emmer und wirken entzündungsfördernd auf das Mikrobiom im Darm. Einen mittleren ATI-Gehalt weisen dagegen Buchweizen, Soja, Hirse, Teff oder Einkorn auf, während Quinoa und Hafer nur geringe Anteile enthalten. In Amarant, Reis, Mais und Kartoffeln wurden die niedrigsten ATI-Gehalte nachgewiesen. Die Forschung zu ATIs und deren Einfluss auf Glutensensitivität steht jedoch noch am Anfang.

Um möglichst wenig Gluten und ATIs aufzunehmen, sind Kartoffeln, Reis, Hafer, Quinoa oder Amarant die beste Wahl.

Weitere problematische Stoffe Weizen enthält auch Weizenkeimagglutinin (WGA), das unsere Darmwand löchrig und durchlässig für Gift- und Antinährstoffe macht. Wenn WGA ins Blut und somit auch ins Gehirn gelangt, kann es eine Resistenz der Zellen gegen das appetithemmende Hormon Leptin auslösen. Die Folgen sind mehr Hunger oder sogar Heißhunger und Übergewicht. Weizenkeimagglutinin scheint zudem die Aufnahme von Vitalstoffen wie Vitamin D in die Zellen zu hemmen.

Darüber hinaus sind auch im Weizen suchterzeugende Opioide enthalten, die im Gehirn wohltuend wirken. Aus diesem Grund wird Weizenkonsum häufig mit neurodegenerativen Erkrankungen wie Demenz oder Parkinson in Zusammenhang gebracht.

Alternativen Eine großartige Alternative zu Kurzgebäck aus Weizen und Co. ist Natursauerteig. Eine Untersuchung der deutschen Forschungsanstalt für Lebensmittelchemie (DFA) und der Technischen Universität München zeigt, dass besonders viel Gluten abgebaut wird, wenn man den Sauerteig mindestens 24 Stunden gehen lässt. Ein Restanteil verbleibt jedoch im Teig, sodass Sauerteigbrot für Zöliakie-Patient*innen keine Alternative darstellt. Auch ATI-Konzentrationen sinken mit längerer Sauerteigführung um etwa 25 Prozent. Im Anhang des Buches findest du Links zu Rezepten für ein Sauerteigbrot mit Anleitung für die Zubereitung des Anstellguts (S. 140).

Wer vollständig auf Gluten verzichten möchte, sollte auf glutenfreie Getreidealternativen wie Hirse, Buchweizen, Teff, Quinoa oder Amarant zurückgreifen. Auch Hafer ist von Natur aus glutenfrei, doch sowohl im Anbau als auch in der Lieferkette kommt es oft zu Verunreinigungen durch glutenhaltige Getreidesorten. Deshalb empfehle ich den Kauf glutenfreier Haferflocken.

Leider sind unsere Supermarktregale heutzutage prall gefüllt mit Produkten, die Weißmehl enthalten. Deswegen nehmen viele Menschen besonders viel Getreide, vor allem Weizenmehl, zu sich.

Da konventionell angebautes Getreide darüber hinaus weltweit mit Glyphosat gespritzt wird, solltest du beim Kauf von Getreide unbedingt auf Bio-Qualität achten.

Interview mit Dr. Jens Freese: Darmgesundheit

Experte für Sport- und Ernährungsimmunologie und klinische Umweltmedizin, Doktor der Naturwissenschaften, M. Sc. Clinical Neuroimmunology, Diplom-Sportwissenschaftler, Ernährungs- und Mikronährstofftherapeut

Unser Darm wird seit einigen Jahren immer öfter Teil der Forschung. Wir wissen mittlerweile, dass wir mit einer gezielten Darmpflege vielen verschiedenen Erkrankungen vorbeugen können. Inwiefern können auch Paare mit Kinderwunsch und Schwangere von einem gesunden Darm profitieren?

Das ist ein komplexes Thema. Man kann den Darm als Eintrittspforte betrachten, die aus mehreren Abteilungen besteht: der Schleimhautschicht, dem Mikrobiom und der eigentlichen Darmbarriere. Letztere enthält Schiebetüren, die sogenannten Tight Junctions. Und diese Tight Junctions sind evolutionär programmiert auf Inhaltsstoffe, die der Körper seit Tausenden von Jahren kennt und essenziell benötigt, die er also nicht selbst produzieren kann und die wir über die Nahrung zuführen müssen.

Aber diese Schranke ist nicht für Giftstoffe gebaut, die entweder natürlicherweise in der Nahrung enthalten sind oder durch den Menschen verursacht wurden und in den Darm gelangen. Ein Beispiel sind Pflanzenschutzmittel. Die Landwirtschaft kombiniert häufig verschiedene Pflanzenschutzmittel. So bleiben die einzelnen Substanzen zwar immer unter den vorgeschriebenen Grenzwerten, aber es entsteht eine Kombination aus verschiedenen Giftstoffen, die sich zu einem Cocktail addieren. Und dieser Cocktail an Toxinen, die der Körper nicht kennt, hat natürlich Einfluss auf die Darmgesundheit.

Jeder Mensch hat natürlicherweise eine Toleranz gegenüber toxischen Nahrungsmittelbestandteilen, wie zum Beispiel Gluten. Aber wenn nun im Laufe der Zeit die Toleranz immer weiter nachlässt, zum Beispiel durch Stress oder belastete Nahrungsmittel, dann entstehen Löcher im Darm, durch die Gifte und Pathogene in die Blutbahn und das dahinterliegende Immunsystem gelangen. Wenn das Immunsystem dann aktiv wird und der Organismus der Mutter ums eigene Überleben kämpft, macht es für den Körper keinen Sinn, auch noch für die Arterhaltung zu sorgen. Das Gehirn sagt dann: »Lieber nicht schwanger werden. Der Organismus ist in Gefahr.« Auf diese Weise entwickeln sich auch viele Nahrungsmittelintoleranzen, die häufig fälschlicherweise auf das Konto der Nahrungsmittel gehen, aber nicht auf dem Konto einer schlechten Darmbarriere oder eines schlechten Darmmillieus erscheinen.

Welche Rolle spielen die Darmbakterien und wie kann man diese über die Ernährung beeinflussen?

Wenn man uns mit Naturvölkern vergleicht, dann sieht man, dass die Diversität in unseren westlichen Lebenswelten deutlich eingeschränkt ist. Das heißt, das Mikrobiom besteht aus deutlich weniger physiologischen Keimarten als bei den Menschen der Naturvölker. Und das Mikrobiom schützt uns auf der einen Seite und sorgt dafür, dass keine Immunreaktion stattfindet und Pathogene vorher schon abgebaut werden. Aber es produziert auf der anderen Seite auch antientzündliche Substanzen, wenn es gut aufgestellt ist und wenn wir genügend Ballaststoffe essen. Diese antientzündlichen Substanzen sorgen wiederum für einen antientzündlichen Darm und eine funktionierende Darmbarriere. Wenn man aber regelmäßig belastete Nahrung isst, sinkt die Diversität, es werden weniger antientzündliche Substanzen gebildet, wodurch die Reproduktion vernachlässigt wird.

Ein Leaky-Gut-Syndrom, also ein durchlässiger Darm, kann durch verschiedene Nahrungs- und Umweltgifte verursacht werden. Welche Bestandteile sind das und auf welche Nahrungsmittel sollte man besser verzichten?

Ein gesunder Darm benötigt ausreichend Vitalstoffe. Wenn wir Mangelsituationen haben, dann schafft es der Körper der Mutter nicht, noch einen zweiten Organismus aufzubauen. Man sollte also zunächst einmal auf sehr mikronährstoffreiche Nahrung achten und Mängel beseitigen. Andererseits sollte die Giftstoffbelastung so gering wie möglich gehalten werden, zum Beispiel durch Quecksilber aus großen Fischarten wie Thunfisch, das natürlich hochtoxisch und extrem gefährlich für die Entwicklung des zentralen Nervensystems des Fötus ist. Bezogen auf den Darm konnen wir durch genügend Ballaststoffe eine Diversität der Darmbakterien aufbauen. Was nicht immer heißen muss, viel Vollkorn und viele Hülsenfrüchte zu essen, sondern hauptsächlich unterschiedliche Gemüsesorten, Kräuter, Salate, Nüsse und Samen. Vor allem ist es sinnvoll, alte Zubereitungsverfahren wieder zu etablieren. Hülsenfrüchte wurden früher nicht mal eben schnell hocherhitzt gegessen, sondern vorher eingelegt, sodass die Antinährstoffe über natürliche Prozesse reduziert und sogar eliminiert wurden.

Wir haben uns früher deutlich ballaststoffreicher und nicht so einseitig im Sinne der Grundnahrungsmittel ernährt. Heute essen viele nur noch Getreideprodukte, Milchprodukte und Hülsenfrüchte. Aber die Natur liefert uns jedes Quartal immer wieder neue Nahrungsmittel. Deswegen haben Naturvölker eine so hohe Diversität, weil sie sich eben nur aus der Natur ernähren und nicht aus dem Supermarkt.

Zudem muss man erwähnen, dass Getreideprodukte bestimmte Inhaltsstoffe enthalten, die wiederum die Aufnahme essenzieller Mikronährstoffe blockieren. Zum Beispiel Phytinsäure, die dafür sorgt, dass die Mutter bestimmte Nährstoffe nicht ausreichend aufnimmt, obwohl sie eigentlich denkt, dass sie sich gut ernährt. Insofern tut man gut daran, nicht 2 oder 3 große Nahrungsmittelgruppen zu präferieren, sondern immer wieder die Nahrungsmittelauswahl zu verändern. Wenn wir morgens mit Müsli beginnen, mittags 2 bis 3 Brote essen und abends den Tag mit Pasta beenden, dann haben wir zwar 3 verschiedene Mahlzeiten gegessen, aber immer mit dem gleichen Grundnahrungsmittel, nämlich Getreide. Und das gilt auch für Milchprodukte. Joghurt ist etwas anderes als Quark und Käse, aber es ist auch das gleiche Grundnahrungsmittel. Die Milch der Säugetiere ist von der Komposition her bei jeder Art anders und erfüllt eine ganz bestimmte Aufgabe. Bei uns Menschen sorgt die Muttermilch in der Laktationsphase dafür, dass der Säugling Nährstoffe erhält, die er selbst nicht produzieren kann. Und es sind interessanterweise auch Nährstoffe enthalten, die wir nach der Stillzeit nicht mehr benötigen, wie zum Beispiel Laktose. Deshalb ist die Laktoseintoleranz auch keine Krankheit, sondern völlig normal. Das hat einen evolutionären Hintergrund. Die Enzymatik verändert sich und wir können auf einmal die Laktase nach der Laktationsphase nicht mehr produzieren, die notwendig ist, um die Laktose in der Milch zu spalten. Die Natur hat also nicht vorgesehen, dass wir unser Leben lang artfremde Milch konsumieren.

Woran merkt man, dass man einen durchlässigen Darm hat und gegebenenfalls seine Ernährung umstellen sollte?

Oft wird die Diagnose Reizdarm gestellt. Man merkt es häufig daran, dass man sich aufgebläht fühlt und sich die Bauchdecke nach vorn wölbt. Was genau bläht, ist zum einen sehr stark davon abhängig, was wir essen, zum anderen auch von der Milieusituation in den entsprechenden Darmabschnitten, also vom pH-Wert.

Der pH-Wert ist in unterschiedlichen Regionen des Magen-Darm-Trakts vorprogrammiert, weil sich dort bestimmte physiologische Bakterienkulturen wunderbar an bestimmten pH-Werten aufbauen können. Und wenn der pH-Wert gestört wird, dann wird natürlich auch das Mikrobiom gestört. Ich sehe praktisch niemanden mehr, der einen normalen pH-Wert im Dickdarm hat. Das liegt daran, dass wir uns zu einseitig ernähren, aber auch daran, dass die Menschen präventiv Medikamente einnehmen, zum Beispiel Schmerzhemmer. Nach und nach verändert der Magen-Darm-Trakt das Milieu und plötzlich kommen dann dadurch die Symptome. Auf einmal zeigen sich Hautprobleme, Durchfall, Übelkeit oder ein Blähbauch.

Spielt auch die Darmgesundheit des Mannes bei bestehendem Kinderwunsch eine Rolle?

Wenn die Samenzellen zu wenig Nährstoffe bekommen oder der Vater im Dauerstress ist, dann vernachlässigt auch der Organismus des Mannes das Reproduktionssystem und sorgt lieber nicht für die Arterhaltung. Und das betrifft heute sehr viele Menschen. Zum einen sind die Samenzellen nicht vital und agil genug, um die Eizelle zu erreichen. Das ist stark davon abhängig, wie vital der Körper ist und wie viele Nährstoffe zur Verfügung stehen. Zum anderen ist fraglich, wie viel durch den Darm hindurchgelangt und wie gestresst der Vater ist. Aber natürlich spielen hier auch andere Umweltstressoren mit hinein, wie zum Beispiel elektromagnetische Funkstrahlen – Stichwort 5G.

Was kann bei Kinderwunsch und während der Schwangerschaft getan werden, um einen durchlässigen Darm wieder aufzubauen oder präventiv gesund zu halten?

Zum einen empfiehlt sich eine Detoxphase vorweg. Dann würde ich sozusagen »die Schotten dicht machen«, also das Darmmikrobiom durch eine Darmsanierung aufbauen. Und parallel würde ich darauf achten, dass möglichst wenig toxisch-mentaler Stress in dieser Zeit stattfindet. Die Mutter sollte möglichst sorgenfrei leben, denn der Stress überträgt sich sonst auf den Fötus. In unserer Leistungsgesellschaft haben wir ein bisschen verlernt, dass es auch mal Phasen im Leben gibt, in denen wir keine Leistung erbringen müssen. Und dazu gehört ganz sicher die Kinderwunsch- und Schwangerschaftszeit.

Weitere Entzündungsförderer

Es gibt neben der Ernährung auch weitere Faktoren, die einen negativen Einfluss auf unsere Darmgesundheit haben. Dazu gehören zum Beispiel Stress, Bewegungsmangel, Schlafdefizite und Mobilfunkstrahlen.

Weil die Darmgesundheit bei Kinderwunsch und während der Schwangerschaft eine besonders wichtige Rolle spielt, möchte ich in diesem Exkurs über die Ernährung hinausgehende Einflussfaktoren auf den Darm, die Fruchtbarkeit und den Schwangerschaftsverlauf beschreiben. Allem voran gilt es, vor und während der Schwangerschaft Stress zu vermeiden. Regelmäßige Bewegung und Sport sollten zudem den Alltag bei Kinderwunsch und während der Schwangerschaft genauso prägen wie ausreichend Schlaf. Außerdem scheint elektromagnetische Strahlung Entzündungen der Zellen hervorzurufen. Deswegen ist es ratsam, die Nutzung von Mobilfunkgeräten zu reduzieren.

Stress & Schlafmangel

Das Stresshormon Cortisol hast du bereits im Zusammenhang mit dem Körpergewicht kennengelernt (S. 54). Auch auf unsere Darmgesundheit nehmen Stresshormone erheblichen Einfluss. Werden sie vermehrt freigesetzt, erhöht dies die Zahl der Entzündungsbotenstoffe und verschlechtert die Schlafqualität.

Ausreichend Schlaf vor und während der Schwangerschaft ist unerlässlich, denn im Schlaf regenerieren der Stoffwechsel, das Entgiftungssystem und das Gehirn. Dies ist besonders wichtig für Schwangere, die durch das stetige Wachstum des Fötus im Laufe der Schwangerschaft immer mehr Energie benötigen.

Unser Schlafhormon, das Melatonin, wirkt zudem antioxidativ und fördert die Vermehrung und Reifung von Immunzellen. Serotonin, das u. a. im Darm gebildet wird, ist der Grundbaustein des Melatonins und der Gegenspieler des Stresshormons Cortisol. Aufgrund der antioxidativen, antientzündlichen und neuroprotektiven Eigenschaften wirkt Melatonin Stress entgegen, hellt die Stimmung auf, löst

Ängste und reguliert den Appetit, die Schmerzwahrnehmung sowie die Körpertemperatur. Ein gesunder Darm, der ausreichend Serotonin produziert, beeinflusst also auch unsere Schlafqualität positiv. Analysen des Mikrobioms zeigen, dass sich die Schlafqualität mit zunehmender Bakterienvielfalt im Darm verbessert. Stress und Schlafentzug erhöhen umgekehrt die Entzündungsparameter im Darm. Ein Leaky-Gut-Syndrom wirkt sich durch vermehrte Immunaktivierung und Entzündungsbotenstoffe negativ auf die Qualität unseres Schlafes aus. Für besseren Schlaf ist es also wichtig, ballaststoffreiche und regelmäßig auch probiotische Kost zuzuführen und den Darm vor einer Schwangerschaft zu sanieren.

Du kannst deinen Schlaf optimieren, indem du vor und während der Schwangerschaft besonders auf deine Schlafhygiene achtest. Gehe zu festen Zeiten ins Bett und stehe möglichst immer zur gleichen Zeit auf. Das Schlafbedürfnis ist unterschiedlich, aber 7 bis 9 Stunden sind optimal. Frauen benötigen mehr Schlaf als Männer. Sorge für ein ruhiges, gut gelüftetes und dunkles Schlafzimmer. Nutze Einschlafrituale wie Entspannungstechniken oder Tees und verzichte deinem Verdauungstrakt zuliebe am Abend auf zucker-, fett- und ballaststoffreiche Kost.

Bewegungsmangel

Als Sportwissenschaftlerin ist mir das Thema Bewegung ein besonderes Anliegen, auf das ich hier einmal näher eingehen möchte. Wir leben in einer sitzenden Welt und auch Frauen und Männer mit Kinderwunsch und Schwangere bewegen sich nicht immer ausreichend. Dabei verbessern regelmäßiger Sport und Bewegung die Funktionsfähigkeit unserer Zellmitochondrien enorm. Ei- und Spermienzellen enthalten besonders viele Mitochondrien. Indem Bewegung freie Radikale und oxidativen Stress der Zellen reduziert, werden die Mitochondrien fitter und die Fruchtbarkeit steigt. Eine spanische Untersuchung mit 90 Teilnehmern gibt zudem Hinweise darauf, dass körperliche Aktivität auch die Konzentration der Spermien erhöht und deren Beweglichkeit und Form verbessert, wenn die Männer 3-mal pro Woche etwa 1 Stunde auf dem Laufband aktiv waren. Zu intensives Training kann jedoch zu einer Einschränkung der Fruchtbarkeit führen.

Schwangere reduzieren durch regelmäßige Bewegung das Risiko für Bluthochdruck, Schwangerschaftsdiabetes, Präeklampsie oder Geburtskomplikationen. Zugleich gehen Sport und Bewegung mit der Verbesserung oder dem Erhalt der Leistungsfähigkeit deines Herz-Kreislauf-Systems einher und du verfügst über mehr Energie. Geburtsschmerzen empfinden aktive Schwangere nicht so stark wie inaktive. Nach der Geburt erholst du dich zudem schneller und es geht dir auch psychisch besser, denn das Risiko für depressive Verstimmungen oder Wochenbettdepressionen sinkt durch regelmäßige Bewegung.

Auch regt Bewegung den Darm an, verbessert die Verdauung und verhindert Verstopfungen. Wegen ihres entzündungshemmenden Effekts auf die Darmbarriere erhöht Bewegung darüber hinaus die Fruchtbarkeit und verringert das Risiko für Schwangerschaftskomplikationen, die mit Übergewicht, Adipositas oder Leaky Gut assoziiert sind.

Verschiedene Untersuchungen belegen, dass sportlich aktive Menschen eine größere Darmbakterienvielfalt aufweisen als Inaktive. Regelmäßige sportliche Bewegung erhöht die Fähigkeit der Darmbakterien, die wichtigen kurzkettigen Fettsäuren zu produzieren. Dadurch werden die oberste Darmschleimhautschicht und das Immunsystem gestärkt. Bei einem Aerobic-Training über 6 Wochen verbesserte sich laut einer Studie der Universität Illinois bei normalgewichtigen Proband*innen die Zusammensetzung der Darmbakterien. Nachdem die sportliche Betätigung unterbrochen worden war, war der positive Effekt rückläufig.

Gesunde Frauen sollten sich vor und während der Schwangerschaft möglichst täglich bewegen. Insgesamt werden etwa 150 Minuten Bewegung pro Woche mit mittlerer Intensität empfohlen. Für Frauen, die vor der Schwangerschaft gar nicht aktiv waren, ist jeder Schritt hin zu mehr Bewegung wichtig, bis sie im Laufe der Schwangerschaft das angestrebte Bewegungspensum erreichen. Frauen, die schon vor der Schwangerschaft aktiv waren, sollten ihr Pensum möglichst lange beibehalten und gegebenenfalls ab dem 2. oder 3. Trimenon nach persönlichem Befinden kürzertreten.

Mögliche Bewegungsformen während der Schwangerschaft sind zügiges Gehen oder Nordic Walking, Wandern (bis 2000 m über Normalnull), Fahren auf dem Fahrradergometer, Schwangerschaftsgymnastik (zum Beispiel schwangerschaftsadaptiertes Yoga oder Pilates), Low-Impact-Aerobic, Schwimmen, Wassergymnastik oder Tanzen. Kontaktsportarten, Skifahren, Gewichtheben oder Reiten können schnell zu Verletzungen führen und sollten während der gesamten Schwangerschaft vermieden werden.

Mobilfunk

Dass sich elektromagnetische Strahlung (EMS) von Smartphones, Notebooks, Tablets, DECT-Telefonen, Mikrowellen und WLAN negativ auf unsere Gesundheit auswirken, zeigen bereits viele Studien unabhängiger Wissenschaftler*innen. Eine Metaanalyse koreanischer Forscher*innen mit 18 Studien und über 4200 Spermienproben kommt zu dem Ergebnis, dass Spermienkonzentration, -motilität und -lebensfähigkeit durch EMS negativ beeinflusst werden. In einer deutschen Übersichtsarbeit kommen 93 von 100 Studien zu dem Schluss, dass WLAN oxidative Zellschäden beim Tier, bei Pflanzen und beim Menschen verursacht. Konkret steigt die Menge an freien Sauerstoffradikalen und somit das Risiko für Tumorbildung. Der Darm als zentrales Entgiftungsorgan leidet besonders unter permanenter EMS. Die Mitochondrien in den Zellen und DNA-Reparatursysteme werden geschwächt. Außerdem können Darmbakterien durch ständige EMS eine Resistenz gegen Antibiotika entwickeln.

Neben Gewebeschäden an Zellmembranen, Gehirn, Leber, Schilddrüse und Herz wurden besonders negative Einflüsse auf die Fruchtbarkeit festgestellt. Bei Männern, die das Handy regelmäßig in der Hosentasche mit sich trugen oder den Laptop auf dem Schoß nutzten, verringerte sich die Spermienbeweglichkeit signifikant. Tierstudien zeigen zudem, dass der Einfluss von EMS zu defekten Spermienköpfen, verringerter Spermienzahl, reduziertem Gewicht der Nebenhoden, verringerten Melatonin-, Testosteron- und Vitalstoffspiegeln sowie zu einer erhöhten Zahl abgestorbener Samenzellen führt. Bei Frauen wirkt sich die Schädigung der Zellen negativ auf die Eierstöcke und die Entwicklung des Embryos aus. Konkret zeigen sich verminderter Blutfluss, Entwicklungsstörungen der Eizellen, Stressreaktionen und Entwicklungsdefizite beim Embryo bis hin zu dessen Absterben. Ist die Mutter ständig EMS ausgesetzt, lassen sich verringerte Hirn- und Enzymaktivität sowie gestörtes Verhalten beim Nachkommen beobachten.

Untersucht wurde in den genannten Studien die EMS bis zu einer Frequenz von 2,45 GHz. Das 4G-Netz liegt bereits bei 0,8 bis 2,6 GHz. Das geplante 5G-Netz erhält zusätzliche Frequenzen von 2 bis 3,7 GHz. Außerdem sind exklusive regionale Frequenzzuteilungen von 3,7 bis hin zu 26 GHz vorgesehen. Für unsere Gesundheit, die Fruchtbarkeit und die Entwicklung des Fötus im Mutterleib bedeutet dies gewiss nichts Gutes. Paare mit Kinderwunsch und Schwangere sollten sich demnach so selten wie möglich direkter EMS durch Handys, Laptops und Co. aussetzen.

Nahrung für den Darm

Um den Darm bei Kinderwunsch gezielt zu stärken, empfiehlt sich das Fasten. Vor und während der Schwangerschaft hilft dir die Mittelmeerküche, um den Darm gesund zu halten.

Fastenzeiten bei Kinderwunsch

Viele gesundheitsfördernde Effekte des Fastens wurden nachgewiesen, darunter der Schutz vor Krebserkrankungen oder Übergewicht und dessen Folgen. Unser Körper produziert täglich defekte Zellen und Proteine, die entsorgt werden müssen. Wenn wir mindestens 16 Stunden auf Nahrung verzichten, verwendet der Körper diesen »Zellmüll« für die Herstellung neuer »Bauteile« und Energie. Wenn keine Nahrung aufgenommen wird, mit deren Verwertung sich der Darm beschäftigen muss, hat er Zeit für die Regeneration der eigenen Zellen. Man spricht von Autophagie, einem Selbstreinigungsprogramm. Auch andere Organe, die mit dem Darm kommunizieren, wie Leber, Gehirn, Haut und Muskulatur, profitieren von Fastenzeiten.

Vor der Schwangerschaft kann das Heilfasten empfohlen werden. Eine Publikation deutscher und österreichischer Wissenschaftler*innen mit 51 Teilnehmenden zeigt, dass das Heilfasten nach Buchinger auch die Zusammensetzung des Darmmikrobioms positiv verändert. Dabei werden nach einem Vorfastentag mit niedrigerer Kalorienzufuhr 5 Tage lang maximal 250 kcal und viel Flüssigkeit aufgenommen. Anschließend folgen 2 Wiederaufbautage mit einer Kalorienzufuhr von 800 und 1600 kcal. Die Ergebnisse der Studie zeigten erhöhte Spiegel der kurzkettigen Fettsäure Butyrat, die Entzündungen vorbeugt. Auch konnten durch das Heilfasten die Abnahme von

Firmicutes und die Zunahme von Bacteroidetes festgestellt werden. Dies beeinflusst das Körpergewicht positiv. Darüber hinaus nahm die Anzahl von Bakterien zu, die mit Langlebigkeit und niedrigem BMI assoziiert sind. Obwohl der Körper während der Fastenzeit im Hungermodus weniger fruchtbar ist, zeigen Erfahrungsberichte immer wieder, dass nach den Fastenzeiten die Fruchtbarkeit erhöht ist. Leider liegen dazu keine Studien vor.

Die Mittelmeerküche

Die mediterrane Ernährung besteht aus Gemüse, Obst, Salat, Kräutern, marinen Omega-3-Fettsäuren, Nüssen, Ölsaaten und hochwertigem Olivenöl. Milchprodukte beschränken sich auf Sauermilchprodukte und frischen Naturjoghurt. Getreideprodukte und rotes Fleisch werden selten verzehrt. Alle Lebensmittel sollten frei von Pestiziden und aus biodynamischer Landwirtschaft bezogen werden. Die Ernährungsform zeichnet sich durch einen hohen Anteil an Vitalstoffen, Ballaststoffen und Antioxidantien aus und verzichtet auf verarbeitete Lebensmittel.

Aus ernährungsmedizinischer Sicht wird die Mittelmeerküche schon lange gegen Zivilisationserkrankungen empfohlen. Außerdem trägt sie zur Erhöhung der männlichen und weiblichen Fruchtbarkeit bei und bietet während der Schwangerschaft den derzeit besten Schutz für Mutter und Kind. Mehrere Untersuchungen zeigen einen positiven Zusammenhang zwischen dieser Ernährung und verschiedenen Spermienparametern, wie normale Spermienkonzentration und -anzahl, sowie Erfolge bei der künstlichen Befruchtung. In einer Fruchtbarkeitsstudie mit 244 Teilnehmerinnen war die Chance einer Schwangerschaft bei der ersten IVF um 50 Prozent erhöht, wenn die Teilnehmerinnen sich über 6 Monate an die mediterrane Ernährung hielten. Die Geburtenrate lag bei 49 Prozent gegenüber der Kontrollgruppe mit 29 Prozent. Laut Studienlage ergeben sich zudem schützende Effekte in Bezug auf Schwangerschaftsdiabetes, Präeklampsie, niedriges Geburtsgewicht und Frühgeburt.

Die Mittelmeerküche fördert die Verdauung, aktiviert den Stoffwechsel und kann somit typischen Beschwerden wie Verstopfung und Sodbrennen während der Schwangerschaft vorbeugen. Eine Studie mit älteren Menschen sowie eine Studie mit Übergewichtigen deuten darauf hin, dass die Mittelmeerküche auch unsere Darmflora positiv verändern kann. Teilnehmende, die sich strikt daran hielten, hatten eine höhere Vielfalt an nützlichen Darmbakterien, die die kurzkettige Fettsäure Butyrat bilden, während entzündungsauslösende Bakterien (Ruminococcus gnavus) abnahmen. Um einschätzen zu können, ob sich diese positiven Effekte auch bei jüngeren, normalgewichtigen Menschen zeigen, bedarf es weiterer Untersuchungen.

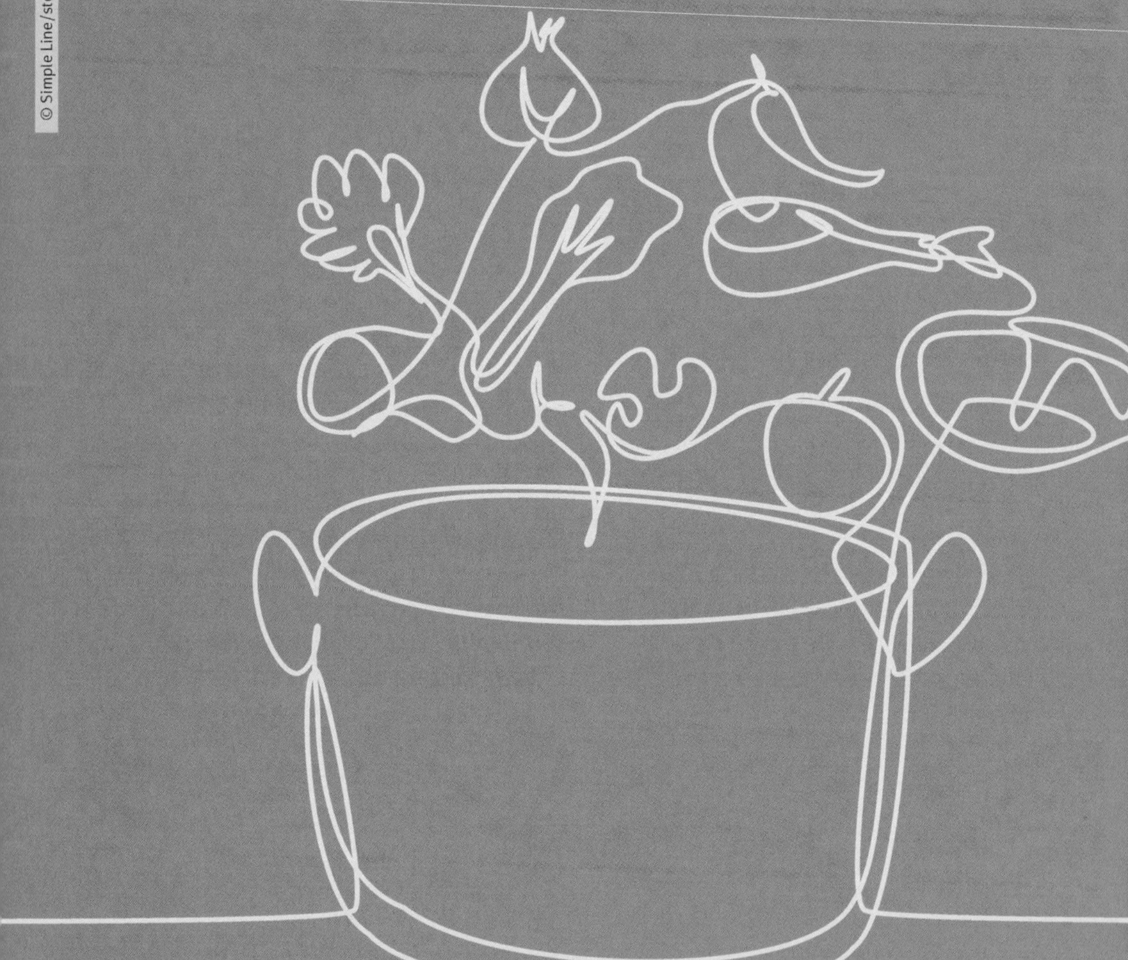

Gestalte dein Lieblingsessen

Nun setzt du die theoretischen Erkenntnisse in die Praxis um. Mithilfe von Basisrezepten und einer Lebensmittelübersicht kannst du dir deine Gerichte zusammenstellen.

Einkaufstasche

Ersetze nach Belieben ein Lebensmittel aus den nachfolgenden Basisrezepten durch ein anderes aus der jeweiligen Kategorie in dieser Einkaufstasche. So wird das Basisrezept zu einem Lieblingsessen für die Zeit vor und während der Schwangerschaft.

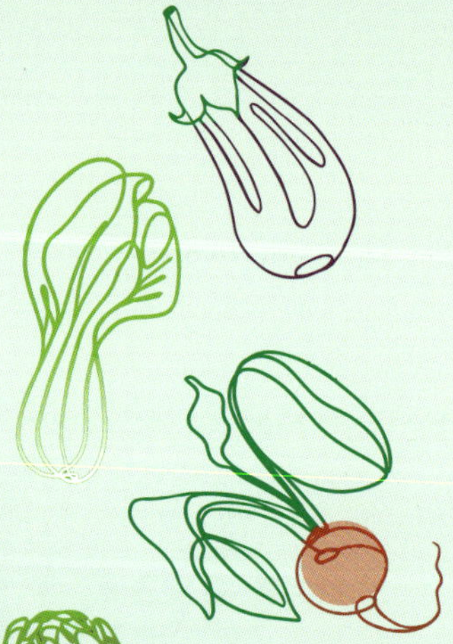

Gemüse & fermentiertes Gemüse

Artischocken, Auberginen, Avocados, Blumenkohl, Brokkoli, Butternut-Kürbisse, Champignons, Erbsen, Fenchel, Gewürzgurken, Grünkohl, Hokkaido-Kürbisse, Karotten, Kartoffeln, Knollensellerie, Kohlrabi, Kräutersaitlinge, Mais, Pak Choi, Paprika, Pastinaken, Pfifferlinge, Porree, Radieschen, Rettich, Romanesco, Rosenkohl, Rote Bete, Rotkohl, Salatgurken, Sauerkraut, Schalotten, Schwarzwurzeln, Spargel, Spinat, Spitzkohl, Staudensellerie, Steckrüben, Steinpilze, Süßkartoffeln, Tomaten, Topinambur, Weißkohl, Wirsing, Zucchini, Zwiebeln

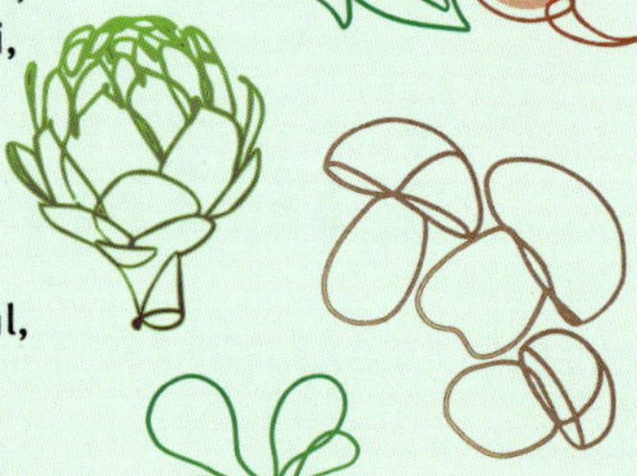

Blattsalate

Babyspinat, Batavia, Chicorée, Eichblatt, Eisberg, Endivien, Feldsalat, Frisée, Kopfsalat, Lollo Rosso, Löwenzahn, Mangold, Radicchio, Römersalat, Rucola, Zuckerhut

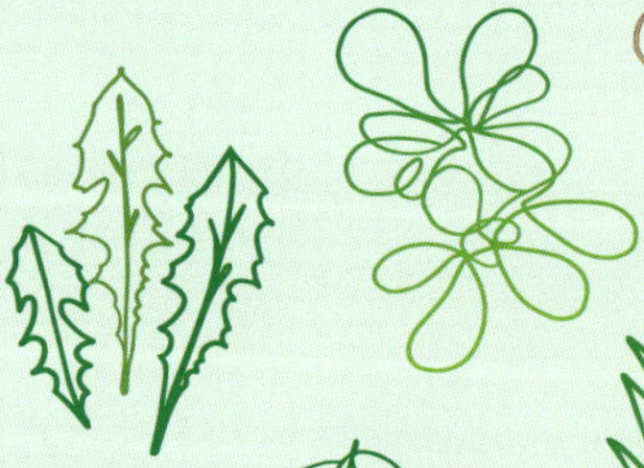

Obst

Ananas, Äpfel, Aprikosen, Bananen, Birnen, Brombeeren, Datteln, Erdbeeren, Feigen, Granatapfelkerne, Grapefruits, Heidelbeeren, Himbeeren, Holunderbeeren, Johannisbeeren, Kirschen, Limetten, Maronen, Maulbeeren, Mirabellen, Nektarinen, Orangen, Pfirsiche, Pflaumen, Quitten, Rhabarber, Schlehen, Stachelbeeren, Weintrauben, Zitronen, Zwetschgen

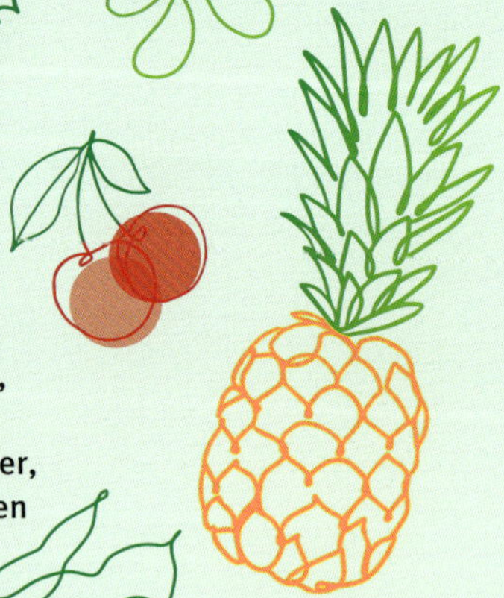

Hülsenfrüchte *

Edamame, Erbsen, Erdnüsse, Kichererbsen, Kidneybohnen, Linsen, Lupinen, schwarze Bohnen, Sojabohnen, weiße Bohnen

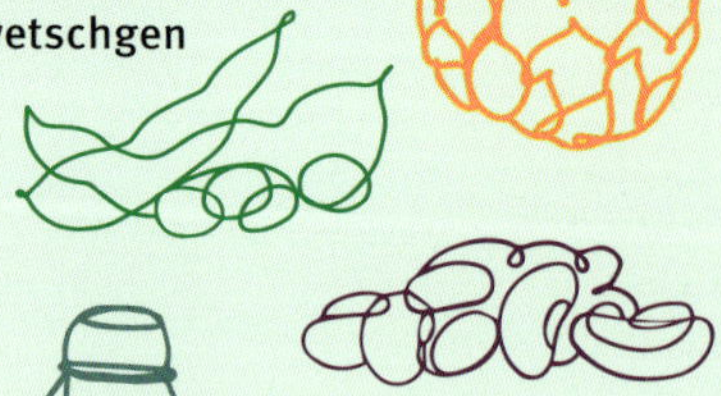

Essig

Apfelessig, Balsamico, Himbeeressig, Orangenessig, Zitronenessig

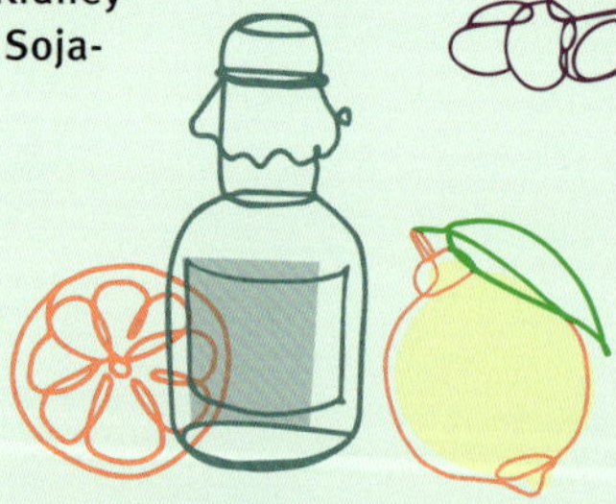

Fruchtbarkeitssteigernde Kräuter & Gewürze

Angelika, Basilikum, Beifuß, Brennnesseln, Eisenkraut, Hagebutten, Knoblauch, Kümmel, Misteln, Mönchspfeffer, Petersilie, Rosmarin, Safran, Sanddorn, Zistrosen

Kräuter & Gewürze während der Schwangerschaft (in küchenüblichen Mengen)

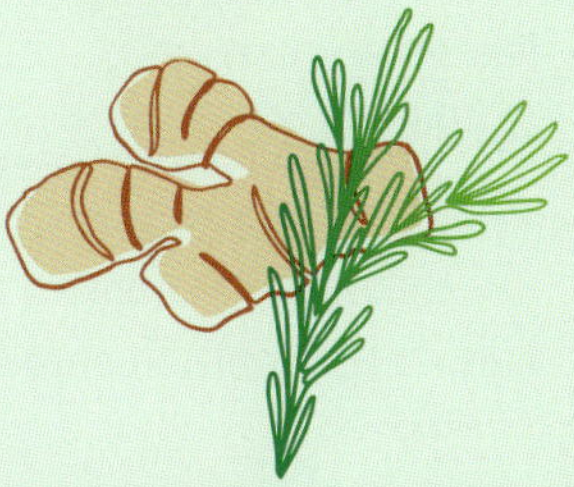

Bärlauch, Basilikum, Brennnesseln, Dill, Ingwer (max. 3 Tassen Tee täglich), Kamille, Kerbel, Knoblauch, Koriander, Melisse, Muskatnuss, Oregano, Pfefferminze, Rosmarin, Safran, schwarzer Pfeffer, Schnittlauch, Senf, Thymian

Nüsse, Kerne & Samen *

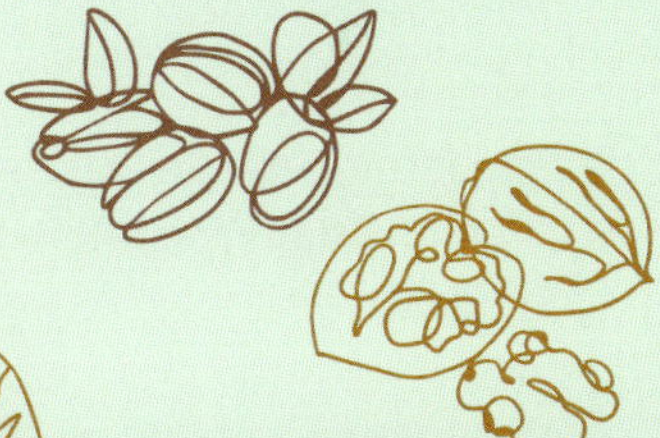

Cashew, Chiasamen, Flohsamen, Hanfsamen, Haselnüsse, Kokosnüsse, Kürbiskerne, Leinsamen, Macadamia, Mandeln, Maronen, Pekannüsse, Pistazien, Sesam, Walnüsse

Getreide *

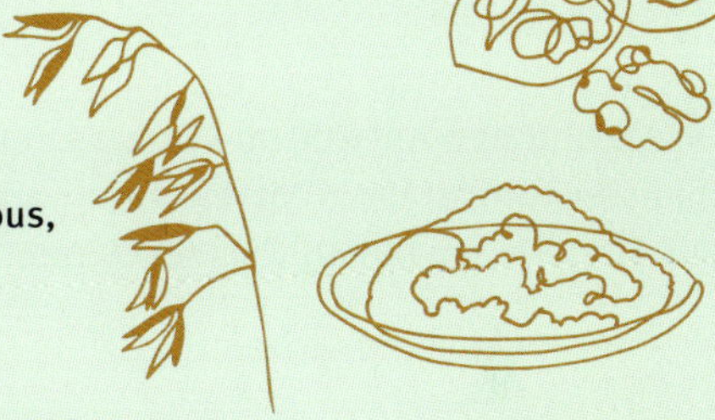

Amarant, Buchweizen, Erdmandelmehl, (glutenfreier) Hafer, Hirse, Kastanienmehl, Kokosmehl, Mais-Couscous, Mandelmehl, Quinoa, Teff, Sauerteigprodukte

Saure Milchprodukte/Probiotisches

Kefir, Kombucha, Miso, Naturjoghurt, Tempeh, Weidebutter

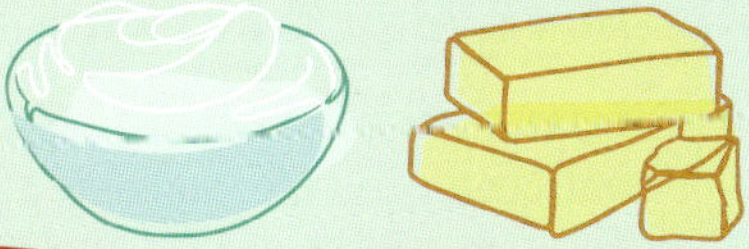

Fleisch und weitere proteinhaltige Lebensmittel

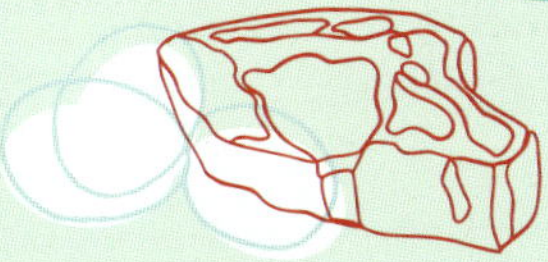

Ente, Huhn, Kalb, Lamm, Pute, Rind, Eier, Tofu

Öle & Bratfette

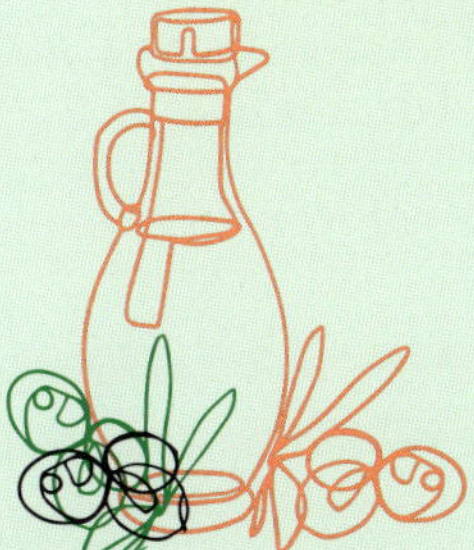

Zum Braten: Ghee, Kokosöl, Olivenöl mit höherem Rauchpunkt
Für Salatdressings und kalte Speisen: Olivenöl, Leinöl, Walnussöl, Hanföl, Fischöl, Algenöl

* Achtung: Um die Antinährstoffe wie Phytinsäure und Lektine in Hülsenfrüchten, in Nüssen, Kernen & Samen sowie in Getreide zu reduzieren, solltest du sie vorher einweichen (Einweichzeiten siehe Link S. 140).

Grüner Smoothie

Für 2 Portionen
10 Min.

1 Handvoll Babyspinat • 1 Stange Staudensellerie • 1 Mango • 1 TL Zitronensaft • 1 TL Schnittlauchröllchen

- Spinat und Sellerie waschen. Mango schälen und das Fruchtfleisch vom Stein schneiden.

- Alle Zutaten mit 200 ml Wasser in einem leistungsstarken Mixer pürieren und als Smoothie in einem Glas servieren.

Mix & Match-Rezepte

Ersetze nach Belieben ein Lebensmittel aus den Basisrezepten durch ein anderes aus der jeweiligen Kategorie in der Einkaufstasche (S. 130/131).

Roter Smoothie

Für 2 Portionen
5 Min.

1 Apfel • 1 Handvoll kernlose rote Trauben • 100 g Wildheidelbeeren (TK)

- Apfel waschen, vierteln und entkernen. Trauben waschen.

- Alle Zutaten mit 200 ml Wasser in einem leistungsstarken Mixer pürieren und als Smoothie in einem Glas servieren.

Frühstücksbowl

Für 2 Portionen
⏲ 10 Min.

2 Bananen • 2 EL Naturjoghurt • 50 ml Mandelmilch • 1 TL Kakaopulver • Himbeeren, Hanfsamen, Walnüsse und glutenfreie Haferflocken zum Garnieren

- Bananen, Joghurt, Mandelmilch und Kakao im Mixer zu einer cremigen Masse pürieren.

- Die Masse auf Frühstücksschalen verteilen und mit Himbeeren, Hanfsamen, Walnüssen und glutenfreien Haferflocken garnieren.

Brötchen

Für 2 Portionen
⏲ 2 Std.

2 Karotten • 400 g Buchweizenmehl • 100 g glutenfreie Haferflocken • 2 EL Flohsamenschalen • 1 Handvoll gehackte Walnüsse • 1 TL Salz • 1 Päckchen Weinsteinbackpulver

- Karotten grob raspeln. Alle Zutaten mit 630 ml Wasser mit einem Handrührgerät verkneten und den Teig 1 Std. ruhen lassen. Den Backofen auf 200 Grad Ober-/Unterhitze vorheizen.

- Mit angefeuchteten Händen aus der Masse 10 Brötchen formen und diese kreuzweise einschneiden. Auf einem mit Backpapier belegten Blech verteilen und im Ofen 40 Min. backen.

Cocos Granola

Für 2 Portionen
25 Min.

50 g Mandeln • 50 g Walnüsse • 300 g glutenfreie Haferflocken • 50 g Kürbiskerne • 50 g Honig • 1 TL gemahlene Bourbonvanille • 50 g Kokosöl

- Den Backofen auf 180–200 Grad Ober-/Unterhitze vorheizen.

- Mandeln und Walnüsse klein hacken und mit Haferflocken und Kürbiskernen in einer großen Schüssel vermengen.

- Honig, Vanille und Kokosöl in einer Tasse zu einer cremigen Masse verrühren und unter die trockenen Zutaten mischen.

- Das Granola auf einem mit Backpapier belegten Blech verteilen und im Ofen 10 Min. backen. Anschließend durchwenden und weitere 5 Min. backen.

Mediterranes Omelett

Für 2 Portionen
15 Min.

1 Handvoll Cherrytomaten • 2 Champignons • etwas frisches Basilikum • 4 Eier • Kokosöl zum Braten • schwarzer Pfeffer • Salz

- Tomaten waschen und halbieren. Champignons putzen und in kleine Stücke schneiden. Basilikum waschen und grob hacken. Eier aufschlagen.

- Etwas Kokosöl in einer Pfanne erhitzen und die Eier hineingeben. Tomaten, Champignons und Basilikum dazugeben und alles nach Belieben würzen.

- Das Omelett nach einer kurzen Zeit wenden und auch auf der anderen Seite kurz anbraten. Dann halbieren und auf Tellern servieren.

Bunter Gartensalat

Für 2 Portionen
20 Min.

Für den Salat:
100 g Rucola • 100 g Lollo Rosso • ½ Salatgurke • 2 große Tomaten • ½ gegarte Rote Bete
Für das Dressing:
6 EL Olivenöl • 3 EL Balsamico • 1 EL Senf • schwarzer Pfeffer
Zum Garnieren:
Walnüsse oder geröstete Pinienkerne

- Alle Salatzutaten waschen, in mundgerechte Stücke schneiden und in eine große Schüssel geben.

- Olivenöl, Balsamico, Senf, und Pfeffer für das Dressing verrühren und unter die Salatzutaten mischen.

- Den Salat mit Walnüssen oder gerösteten Pinienkernen garnieren und auf Tellern servieren.

Quinoa-Gemüse-Salat

Für 2 Portionen
30 Min.

250 g bunte Quinoa • ca. 500 ml Gemüsebrühe • ½ Salatgurke • 1 Paprikaschote • 5 große Radieschen • schwarzer Pfeffer • etwas Koriandergrün oder Petersilie • 1 Handvoll Granatapfelkerne

- Quinoa nach Packungsanleitung in der Gemüsebrühe kochen und etwas abkühlen lassen.

- Das Gemüse waschen, in kleine Würfel schneiden und mit der Quinoa in einer großen Schüssel vermengen und mit Pfeffer würzen.

- Kräuter waschen, grob hacken und zusammen mit den Granatapfelkernen unter den Salat heben. Diesen auf Tellern servieren.

Brokkolisuppe

Für 2 Portionen
⏲ 40 Min.

600 g Brokkoli • 2 große Kartoffeln • 250 ml Kokosmilch • 1 Handvoll Koriandergrün • 1 Zwiebeln • Knoblauch (optional und nach Geschmack) • Olivenöl zum Braten • 100 ml Gemüsebrühe • schwarzer Pfeffer

- Brokkoli waschen und in große Röschen teilen. Kartoffeln schälen und in Wasser kochen, nach ein paar Minuten den Brokkoli dazugeben und beides weich garen. Anschließend Kokosmilch dazugeben und das Gemüse im Topf fein pürieren.

- Das Koriandergrün waschen und grob hacken. Zwiebeln und Knoblauch, falls verwendet, schälen und fein hacken. Etwas Olivenöl in einem weiteren großen Topf erhitzen und Zwiebeln darin anbraten, mit Gemüsebrühe ablöschen.

- Püriertes Gemüse, Pfeffer, Koriander und Knoblauch, falls verwendet, unter die Suppe rühren. Diese noch einmal erhitzen, in Schalen geben und servieren.

Gemüse-Kokos-Curry

Für 2 Portionen
⏲ 1 Std.

200 g Weißkohl • 1 Karotte • 1 Kohlrabi • Zwiebeln und Knoblauch (optional und nach Geschmack) • etwas Koriandergrün • 250 g Süßkartoffeln • 100 ml Gemüsebrühe • 400 ml Kokosmilch • 1–2 EL gelbe Currypaste • 400 g Hähnchenbrustfilet

- Weißkohl und Karotte waschen, Kohlrabi schälen und alles in mundgerechte Stücke schneiden. Zwiebeln und Knoblauch, falls verwendet, schälen und fein hacken. Koriander waschen und grob hacken. Süßkartoffeln schälen, in Stücke schneiden und in Wasser weich kochen.

- Das Gemüse, bis auf die Süßkartoffeln, in der Gemüsebrühe in der Pfanne dünsten. Dann 500 ml Wasser, Kokosmilch und Currypaste unterrühren.

- Hähnchenbrustfilet in einer Pfanne von allen Seiten anbraten.

- Das Kokos-Curry und das Hähnchenbrustfilet auf den Süßkartoffeln servieren und mit Koriander garnieren.

Ofengemüse mit Kartoffeln

Für 2 Portionen
⏲ 45 Min.

500 g Kartoffeln • 1 Fenchel • 2 Karotten • 1 Zucchini • 1 Paprikaschote • 3 große Kräuterseitlinge • ca. 6 EL Olivenöl • etwas Rosmarin • Kräutersalz • schwarzer Pfeffer

- Den Backofen auf 180 Grad Ober-/Unterhitze vorheizen. Das Gemüse waschen, ggf. schälen und in kleine Stücke schneiden. Die Pilze putzen und ebenfalls klein schneiden.

- Kartoffeln, Fenchel und Karotten in einer Schüssel mit Olivenöl, Rosmarin, Kräutersalz und schwarzem Pfeffer vermengen, in eine Auflaufform geben und im Ofen 15 Min. backen.

- In der Zwischenzeit das restliche Gemüse in der Schüssel vermengen und nach Geschmack noch Öl und Gewürze hinzufügen. Nach 15 Min. das restliche Gemüse mit in die Auflaufform geben und alles nochmals 15 Min. backen.

- Das Ofengemüse noch heiß auf Tellern servieren.

Reibekuchen

Für 2 Portionen
⏲ 40 Min.

1 kg Kartoffeln • ½ Zwiebel • etwas Basilikum oder Petersilie • 2 EL Kokosmehl • 2 Eier • etwas frisch geriebene Muskatnuss • Kokosöl zum Braten

- Kartoffeln schälen und in eine Schüssel reiben. Zwiebel schälen und fein hacken. Basilikum waschen und grob hacken. Beides mit den restlichen Zutaten zu den Kartoffeln geben und gut vermischen.

- Etwas Öl in einer Pfanne erhitzen und darin aus der Masse Reibekuchen von beiden Seiten goldbraun braten. Direkt servieren.

Quiche

Für 1 Quiche
⏲ 1½ Std.

Für den Teig:
300 g glutenfreies Hafermehl • 170 g Weidebutter • Salz
Für die Füllung:
350 g Spinat (frisch oder TK) • 4 große Tomaten • Knoblauch und Zwiebeln (optional und nach Geschmack) • 5 Eier • 200 g Mandeljoghurt • 200 g Mandelfrischkäse • einige Pinienkerne • etwas frisch geriebene Muskatnuss

- Die Zutaten für den Teig mit 6 EL Wasser verkneten, in einer Springform verteilen, andrücken und für 1 Std. kalt stellen.
- Inzwischen frischen Spinat waschen und in kochendem Wasser kurz blanchieren. TK-Spinat in einer Pfanne erwärmen. Tomaten waschen und klein schneiden. Knoblauch und Zwiebeln, falls verwendet, schälen und fein hacken.
- Den Backofen auf 180 Grad Umluft vorheizen. Alle Zutaten für die Füllung mit dem Spinat vermischen und die Füllung auf den Teig in die Form geben.
- Die Quiche im Ofen 30 Min. backen, kurz abkühlen lassen, in Stücke schneiden und servieren.

Zitronenkuchen

Für 1 Kuchen
⏲ 40 Min.

350 g Mandelmehl • 350 g Weidebutter • 6 Eier • 1 Pck. Backpulver • 1 TL Bourbonvanille • 5 EL Dattelsirup • 3 unbehandelte Zitronen • 200 g Dattelpuderzucker (optional)

- Den Backofen auf 180 Grad Ober-/Unterhitze vorheizen.
- Mandelmehl, Butter, Eier, Backpulver, Vanille und Dattelsirup zu einem glatten Teig verrühren. Die Schale von den Zitronen abreiben und unter den Teig mischen.
- Den Teig in eine gefettete Kastenform geben und im Ofen 20 Min. backen.
- Falls gewünscht, Zitronen auspressen und aus Saft und Dattelpuderzucker eine Glasur herstellen. Den noch warmen Kuchen mehrfach mit der Gabel einstechen und die Glasur auf dem Kuchen verteilen, sodass ein Teil in den Kuchen einsickert.
- Den Kuchen in Stücke schneiden und servieren.

Stichwortverzeichnis

Empfehlungen von Maren Kujath

Quellenangaben

Die verwendete Literatur finden Sie online unter https://extras.thieme.de/trias.htm.

Buchempfehlungen

Jaminet, P. & S.-C. (2018). **Perfect Health Diet.** Stuttgart: Thieme.

Wagner, N. (2020). **Raus aus der Fluorid-Falle.** Roßdorf: Hans-Nietsch-Verlag.

Wagner, N. (2019). Richtige Zahnpflege. Roßdorf: Hans-Nietsch-Verlag.

Mutter, J. (2020). **5G – Die geheime Gefahr.** München: GU.

Schmiedel, V. (2018). **Omega-3 – Öl des Lebens.** Seengen: FONA.

Schmiedel, V. (2022). **Nährstofftherapie – Orthomolekulare Medizin in Prävention, Diagnostik und Therapie.** Stuttgart: Thieme.

Theuerkauf, B. (2019). **Silent Inflammation – Chronisch krank.** Thaden: QKD.

Von Helden, R. (2019). **Gesund in sieben Tagen – Erfolge mit der Vitamin-D-Therapie.** Dresden: Hygeia-Verlag.

Dubbers, M. (2017). **Hormon Power.** München: Heyne-Verlag.

Buchinger, A. (2022). **Heilfasten – Mein 7-Tage-Programm für zu Hause.** Stuttgart: TRIAS.

Gemmeker, U. (2020). **Neuanfang.** München: Riva.

Hilfreiche Links & Apps

Fluoridgehalte in Mineralwässern:
https://kinderaerzte-tuttlingen.de/downloads.d/fluoridgehalt-im-mineralwasser.pdf

https://aktion-zahngesundheit-duesseldorf.de/wp-content/uploads/2019/07/wasser.pdf

Produkt-Check:
https://www.codecheck.info/

https://www.bund-naturschutz.de/oekologisch-leben/einkaufen/toxfox

Code Check und ToxFox gibt es als Apps für dein Smartphone.

Apps zur Kontrolle der Makronährstoffaufnahme:
Lifesum®, MyFitnessPal™, YAZIO

Einweichzeiten für Hülsenfrüchte, Getreide & Co.:
https://www.smarticular.net/einweichen-keimdauer-nuesse-saaten-huelsenfruechte-phytinsaeure-lektine/

Sauerteigrezepte:
https://oekolandbau.de/bio-im-alltag/einkaufen-und-kochen/kochen/rezepte/rezepte-der-biospitzenkoeche/kuchen-und-gebaeck/sauerteig-brot-wolfs-junge-einstufig/

https://www.smarticular.net/sauerteig-von-grund-auf-selbst-herstellen-gesund-und-preiswert/

Tabelle GI & GL:
https://bjvv.de/Files/PDF/GLYX-Liste_Schlank_Auflage4_gesch.pdf

Fructose- und Glucosegehalt in Lebensmitteln:
https://www.nahrungsmittel-intoleranz.com/tabelle-fructosegehalte/

Milchseminar Dr. Jens Freese:
http://dr-freese.com/milch-macht-muede-maenner-krank/

Glyphosat-Urin-Test:
https://glyphosat-test.de/

Medizinische Online-Beratungsplattform der Akademie für menschliche Medizin (u. a. mit Dr. med. Sabine Barz):
https://spitzen-praevention.com/online-beratungsplattform/

Produkte

Fluoridfreie Zahncremes und -gels:
Complete Care oder Zahngel von Lavera, Sole-Zahncreme oder Pflanzen-Zahngel von Weleda, Biodent basicS von Terra Natura, Dentura Med von Froximun®

Curcumin:
Curcumin Extrakt 45 von Dr. Wolz, Liposomales Curcumin von Vitamunda

Grüntee-Extrakt:
tigovit Grünteekomplex

Probiotika/Präbiotika/Synbiotika:
VSL#3® (kann auch während der Schwangerschaft eingenommen werden), Präparate vom Institut Allergosan (z. B. Omni-Biotic®)

Omega-3-Präparate:
Omega-3 Total (enthält mehr EPA als DHA; z. B. bei depressiven Verstimmungen), Omega-3 Arktis (enthält mehr DHA als EPA, ideal zur präventiven Einnahme), Omega-3 Vegan, alle von Norsan

Fettsäureanalyse zum Selbsttesten:
von Norsan oder Omegametrix

Vitamine, Mineralstoffe, Pflanzenstoffe, Aminosäuren, Zeolith:
von NatuGena® Health Nutrition, Narayana Verlag, Lebenskraft Pur, bio-apo – deutsche Versandapotheke, Sunday Natural, InnoNature, Naturtreu, Froximun®

Chlorella:
Algomed®

Enzymkombinationspräparate bei Endometriose:
Innovazym® Plus von innova vital

Lactobazillen:
Vagisan® Biotin-Lacto (NEM), Vagisan® Milchsäure (Vaginalkapseln), OmniBiotic® Flora plus (NEM)

Kombi-Vitaminpräparate für den Mann bei Kinderwunsch:
Folio® men, Elevit® for men, orthomol fertil plus (enthält auch Omega-3-Fettsäuren, Coenzym Q_{10} und L-Carnitin)

Arsenfreier Reis:
ÖsterReis

Bibliografische Information der Deutschen Nationalbibliothek
Die Deutsche Nationalbibliothek verzeichnet diese Publikation in der Deutschen Nationalbibliografie; detaillierte bibliografische Daten sind im Internet über http://dnb.d-nb.de abrufbar.

Programmplanung: Uta Spieldiener
Projektmanagement: Anja Bippus
Redaktion: Franziska Sorgenfrei
Bildredaktion: Christoph Frick, Marie Crämer
Covergestaltung: © Thieme
Bildnachweis Cover: ©Thieme
Layout: CYCLUS · Visuelle Kommunikation, Stuttgart

Bildnachweis:
Covermotiv und Bild S. 3: ©Thieme
Autorinnenfoto: © Werbe- und Peoplefotografie VanessaZ
Innenteil: S. 4, 10 © nasharaga/stock.adobe.com;
S. 6 © Adik/stock.adobe.com;
S. 90 © Юлия Устюгова/stock.adobe.com;
S. 106 © vitanovski/stock.adobe.com;
S. 128 © Simple Line/stock.adobe.com
Zeichnungen: Susi Schaaf, Bellheim

1. Auflage 2023

TRIAS Verlag in Georg Thieme Verlag KG
Rüdigerstraße 14, 70469 Stuttgart, Germany
www.trias-verlag.de

Printed in Germany

Satz: CYCLUS · Media Produktion, Stuttgart
Druck: AZ Druck und Datentechnik GmbH, Kempten
Gedruckt auf chlorfrei gebleichtem Papier

ISBN 978-3-432-11666-2

Auch erhältlich als E-Book:
eISBN (ePub) 978-3-432-11667-9

1 2 3 4 5 6

Liebevolle Erziehungstipps

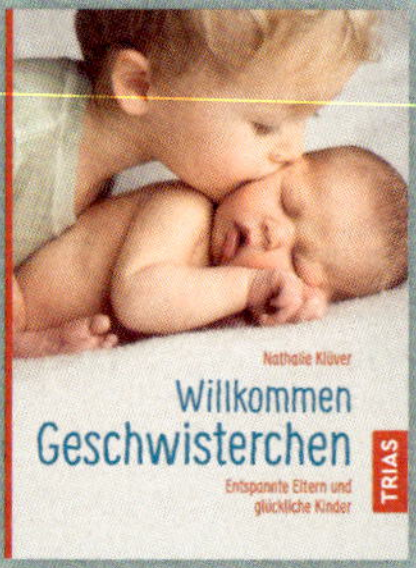

Nathalie Klüver
Willkommen Geschwisterchen

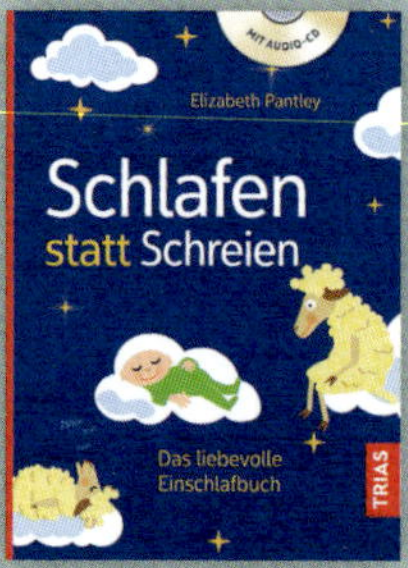

Elizabeth Pantley
Schlafen statt Schreien

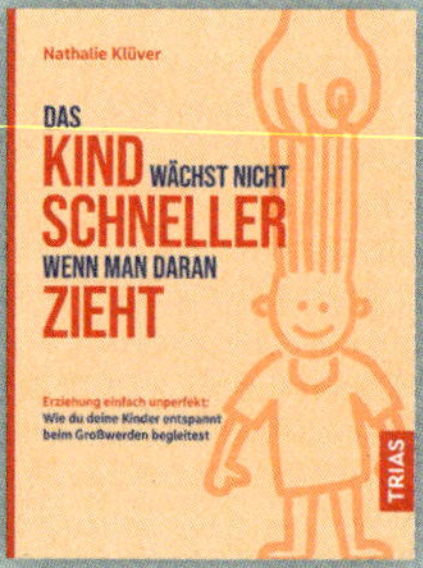

Nathalie Klüver
Das Kind wächst nicht schneller wenn man daran zieht

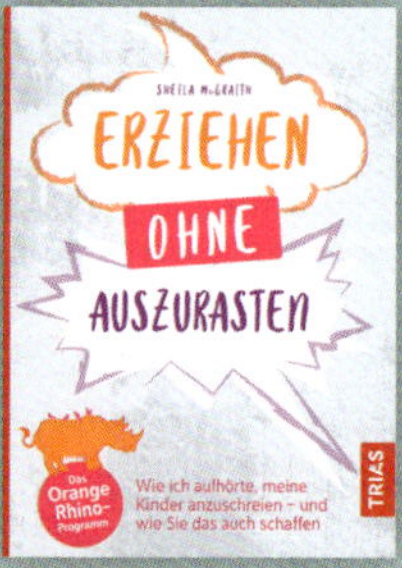

Sheila McCraith
Erziehen ohne auszurasten

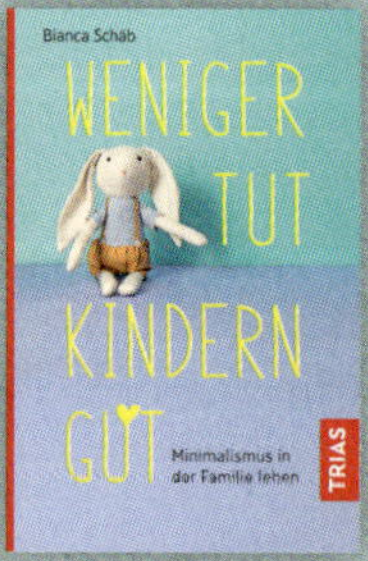

Bianca Schäb
Weniger tut Kindern gut

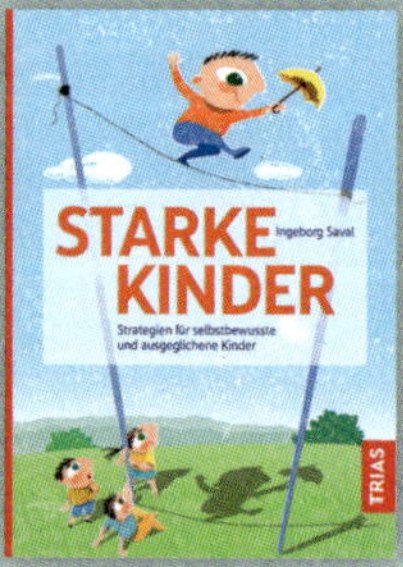

Ingeborg Saval
Starke Kinder

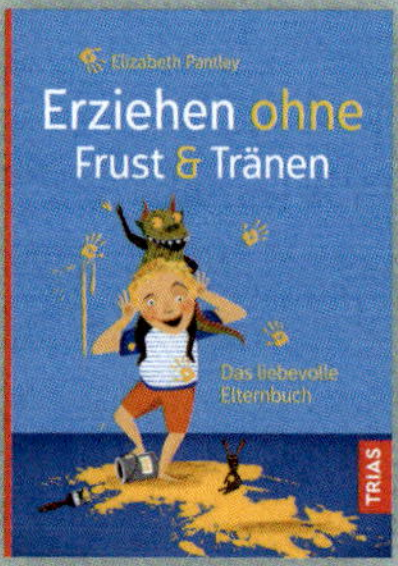

Elizabeth Pantley
Erziehen ohne Frust & Tränen

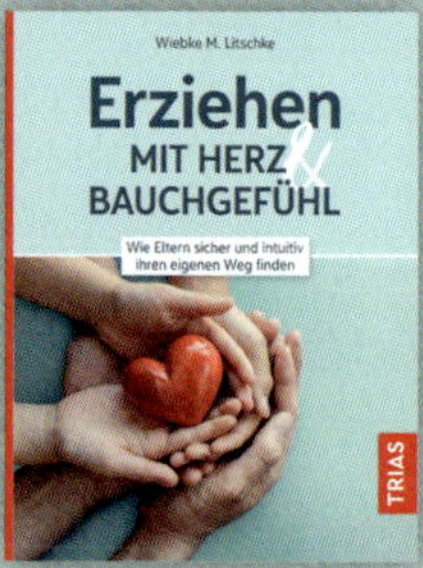

Wiebke M. Litschke
Erziehen mit Herz & Bauchgefühl

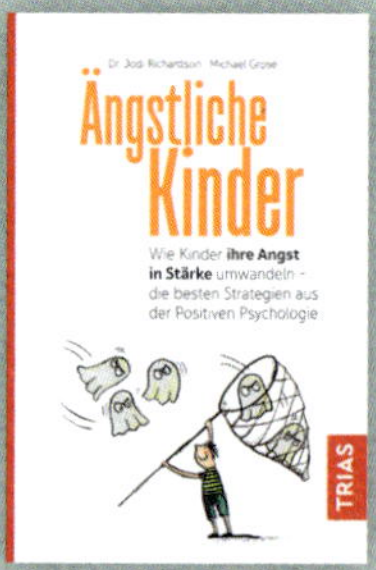

Jodi Richardson/Michael Grose
Ängstliche Kinder

Auch erhältlich als E-Book!

Mehr Bücher finden Sie hier:
www.trias-verlag.de